Healthy 健康上海 Shanghai

上海市健康科普专项计划
项目编号 JKKPYL-2025-A02

让「罕见」被看见

重症肌无力医患沟通指导

主　编　　赵重波　许雅芳

副主编　　奚剑英　罗苏珊　张茗洁

人民卫生出版社

·北　京·

图书在版编目（CIP）数据

让“罕见”被看见 ：重症肌无力医患沟通指导 / 赵重波，许雅芳主编 . -- 北京 ：人民卫生出版社，2026. 1.
ISBN 978-7-117-38975-4

Ⅰ. R746.1

中国国家版本馆 CIP 数据核字第 2025UG6373 号

让“罕见”被看见
——重症肌无力医患沟通指导
Rang “Hanjian” Bei Kanjian
——Zhongzheng Jiwuli Yihuan Goutong Zhidao

主　　编：赵重波　许雅芳
出版发行：人民卫生出版社（中继线 010-59780011）
地　　址：北京市朝阳区潘家园南里 19 号
邮　　编：100021
E - mail：pmph @ pmph.com
购书热线：010-59787592　010-59787584　010-65264830
印　　刷：北京顶佳世纪印刷有限公司
经　　销：新华书店
开　　本：710 × 1000　1/16　　印张：9
字　　数：143 千字
版　　次：2026 年 1 月第 1 版
印　　次：2026 年 1 月第 1 次印刷
标准书号：ISBN 978-7-117-38975-4
定　　价：50.00 元
打击盗版举报电话：010-59787491　E-mail：WQ @ pmph.com
质量问题联系电话：010-59787234　E-mail：zhiliang @ pmph.com
数字融合服务电话：4001118166　E-mail：zengzhi @ pmph.com

编委名单

主　编

赵重波　许雅芳

副主编

奚剑英　罗苏珊　张茗洁

编　委（以姓氏汉语拼音为序）

储祥麟　复旦大学附属华山医院　胸外科
贺定贤　复旦大学附属华山医院　神经内科
还　逍　复旦大学附属华山医院　神经内科
李熙澄　复旦大学附属华山医院　神经内科
罗苏珊　复旦大学附属华山医院　神经内科
宋　捷　复旦大学附属华山医院　神经内科
王雅琪　复旦大学附属华山医院　神经内科
奚剑英　复旦大学附属华山医院　神经内科
许雅芳　复旦大学附属华山医院　护理部
闫　翀　复旦大学附属华山医院　神经内科
张茗洁　复旦大学附属华山医院　护理部
赵　芮　复旦大学附属华山医院　神经内科
赵重波　复旦大学附属华山医院　神经内科
衷画画　复旦大学附属华山医院　神经内科
朱奕潼　复旦大学附属华山医院　营养科
朱子薇　复旦大学附属华山医院　护理部

序

《让“罕见”被看见——重症肌无力医患沟通指导》一书的出版，是医患沟通实践领域的一次有益探索，也是对当前医疗人文建设的一次积极回应。该书从真实的临床情境出发，源于广大重症肌无力患者在就诊过程中反复提及的困惑与需求，着力搭建起患者与医生之间的一座“理解之桥”“信任之桥”。它不仅有望帮助患者学会如何更清晰、准确地表达自己的病情和感受，让每一次问诊都更加高效、更有价值，也引导医务人员在繁忙的诊疗节奏中，依然能够用更耐心、更细致的倾听，去体察患者背后的焦虑、担忧与希望，从而给予更有温度、更具人文关怀的专业支持。可以说，这本书既是一本实用的沟通工具书，也是一本承载医者仁心与患者期盼的人文读物。

上海教育电视台长期致力于服务“学习型社会、学习型城市、学习型家庭”的建设，把传播科学知识、倡导健康生活、弘扬人文关怀作为重要使命之一。我们十分关注医患沟通领域的创新实践，也高度重视罕见病、慢性病患者群体在信息获取与心理支持方面的现实需求。在信息高度发达的今天，医疗科普与健康教育的传播形式正在发生深刻变化。从传统的单向灌输，到互动式、参与式、情景化的学习方式，公众对健康信息的需求越来越注重“实用性”“可信度”和“温度感”。《让“罕见”被看见——重症肌无力医患沟通指导》以问诊场景为主线，将患者的常见问题与临床医生的专业视角有机结合，既可作为患者与家属在就诊前的“预习材料”，也可作为医务工作者和医学生了解患者视角的“沟通读本”，还可以成为社会大众了解这一疾病、理解慢病管理逻辑的“窗口读物”。这种多维度的受众定位，使本书在实际应用中具有广泛的推广价值与教育意义。

期待这本书能够走进更多家庭、诊室与课堂，在一次次看似日常却意义深远的问诊中，悄然提高沟通的质量，增进医患彼此的信任，推动医患关系在理解中前行，在关怀中升华。也期待有更多像本书这样立足临床实践、关切患者需求、兼顾专业深度与人文温度的优秀作品不断涌现，为构建和谐医患关系、建设健康中国贡献长久而持续的力量。

上海开放大学党委副书记
上海教育电视台台长
孙向彤
2025 年 12 月 11 日

前 言

当身体突然变得“不听使唤”——眼皮沉重得无法抬起，握筷子时指尖发颤，爬楼梯变成一场艰难的跋涉——这种无力感不仅侵蚀着患者的躯体，更在其心灵深处投下阴影。重症肌无力（myasthenia gravis,MG）正是这样一种以“波动性肌无力”为特征的自身免疫性疾病，全球患者超过70万例，而中国每年新增病例约1万例。它像一位隐形的对手，时而蛰伏，时而猛烈攻击神经肌肉接头的信号传递，让最简单的日常动作成为挑战。

重症肌无力是一种复杂且易波动的自身免疫性疾病，它不仅考验着患者的身体，也考验着他们的心理与意志。症状可能突然加重或缓解，治疗需长期调整，而每一位患者的病程、体质和反应都独一无二。正因如此，患者与医生的沟通绝非简单的“问诊、开药”，而是建立在信任、理解与合作基础上的生命对话。

患者是自身感受的第一见证者，只有清晰描述症状变化、药物反应和该病对其生活的影响，医生才能更精准地评估病情、调整治疗方案；而医生的专业指导与耐心解答，也能帮助患者理解疾病规律、减少焦虑，增强战胜疾病的信心。良好的医患沟通不仅能减少误诊误治、避免病情恶化，更能为患者带来温暖与希望，让治疗成为一次并肩前行的旅程。

《让“罕见”被看见——重症肌无力医患沟通指导》诞生于临床诊疗中患者反复提及的困惑。我们深知，面对重症肌无力这样的慢性疾病，患者和家属需要的不仅是药物处方，更是一套完整的“生存指南”，一套可以在与医生沟通时作为参考的“沟通宝典”：如何解读那些令人困惑的检查报告？激素治疗的利弊如何权衡？胸腺切除后真的能“一劳永逸”吗？疲劳与病情加重如何区分？甚至，当疾病闯入职场和家庭时，该如何重建生活秩序？

通过这本书，我们希望搭建一座桥梁，帮助患者掌握沟通技巧，让每一次问诊都更有价值；也让医生更深入地倾听患者的需求，给予更人性化的关怀。因为战胜疾病从来不是靠一个人的战斗，而是靠医患携手、心意相通的力量。

我们特别邀请了神经内科、胸外科、营养科的医护人员共同参与编写，力求在科学严谨的同时，用通俗的语言传递温暖。

需要强调的是，重症肌无力虽无法根治，但在规范治疗下超过 90% 的患者可实现症状控制。本书不可替代医嘱，我们希望它能成为您诊疗路上的“口袋参谋”。当您能准确说出自己的抗体类型，理解药物起效时间曲线，甚至向医生提出“是否需要调整目前治疗方案或用药剂量”时，您已从被动接受者转变为疾病的主动管理者——这正是医学赋予患者的最大力量。

愿这本书成为您书架上那本被反复翻阅的“MG 词典”，在每一次症状波动时给予参考，在每一次进行治疗决策时增添信心。因为在这场与疾病的持久战中，知识是最可靠的武器，而理解是最温柔的治愈。

赵重波

2026 年 1 月 1 日

主编的话

如何更有效地跟医生沟通：从表达开始

重症肌无力作为一种慢性疾病，对其管理离不开定期的医疗随访，以评估病情控制状况并优化治疗方案。然而，门诊时间有限，医生需要在短时间内获取关键信息。因此，如何清晰、有条理地表达自己的症状变化和治疗感受，就显得尤为重要——这不仅有助于医生准确判断，也为制订个性化治疗方案提供重要依据。

在诊疗过程中，重症肌无力患者通常需经历理解疾病、设定治疗目标、制订与调整治疗方案、定期随访与评估等不同阶段。每一个阶段都离不开与医生的充分沟通和共同决策。

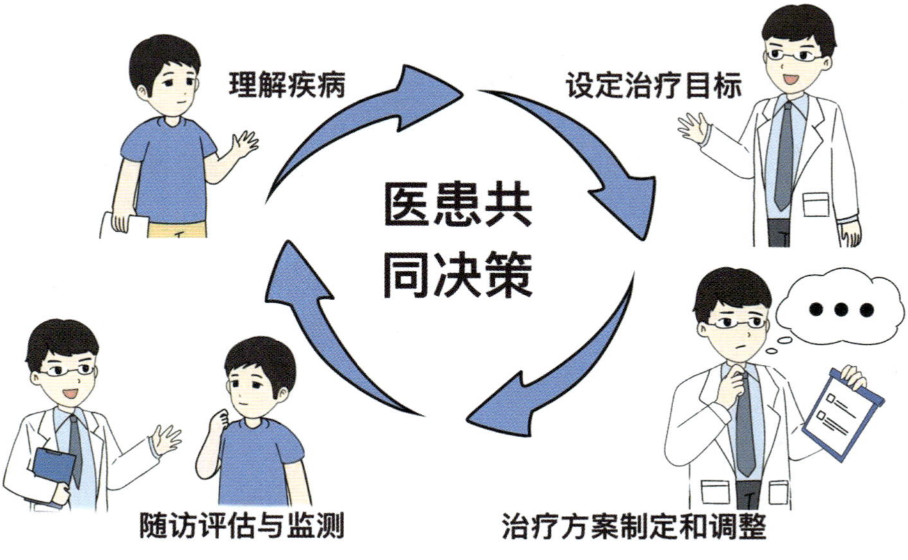

重症肌无力患者经历的诊疗阶段和场景

然而在实际就诊过程中，重症肌无力患者常常认为自己与医生沟通脱节，双方对治疗进展和效果的认知也可能存在差异。以下是一个重症肌无力患者的就诊场景，是不是感觉对话很熟悉？

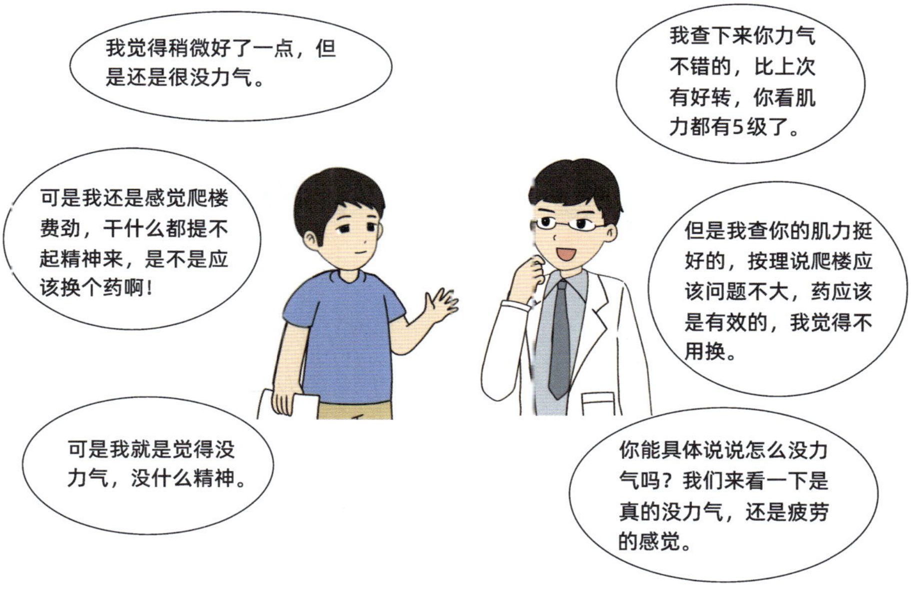
我觉得稍微好了一点，但是还是很没力气。
我查下来你力气不错的，比上次有好转，你看肌力都有5级了。
可是我还是感觉爬楼费劲，干什么都提不起精神来，是不是应该换个药啊！
但是我查你的肌力挺好的，按理说爬楼应该问题不大，药应该是有效的，我觉得不用换。
可是我就是觉得没力气，没什么精神。
你能具体说说怎么没力气吗？我们来看一下是真的没力气，还是疲劳的感觉。

一个典型的沟通困境：表达与理解错位

很多时候，沟通效率低下的原因并不复杂——可能只是表述方式不够清晰、症状描述不够具体，或是未能理解医生关注的重点。通过适当调整沟通策略，患者可以更高效地传递信息，帮助医生更快地把握真实状况。下面两个示例，分别从“治疗目标设定”和“症状描述”两个常见沟通场景出发，对比常见表达误区和更有效的表达方式，帮助医患双方达成共识。

沟通脱节场景——患者和医生对疾病控制程度期待不同

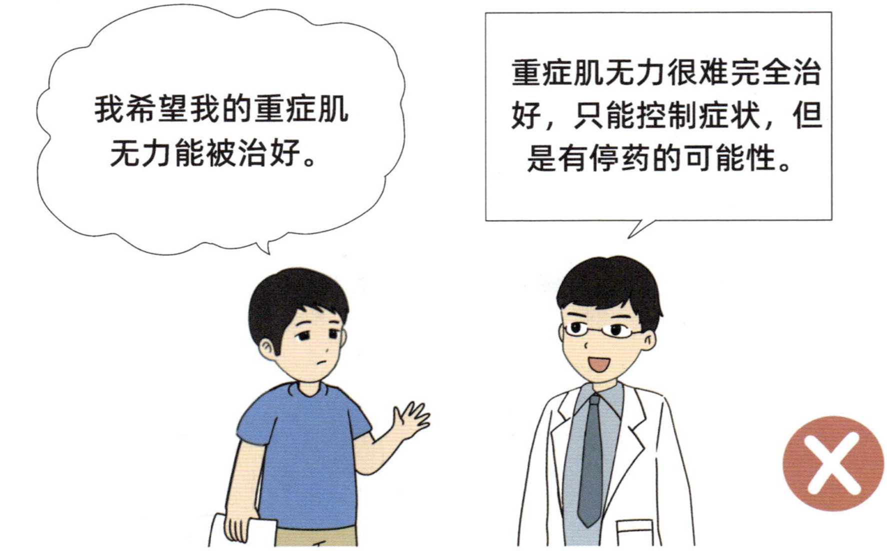
我希望我的重症肌无力能被治好。
重症肌无力很难完全治好，只能控制症状，但是有停药的可能性。

可能帮助患者和医生达成一致的语言表达建议

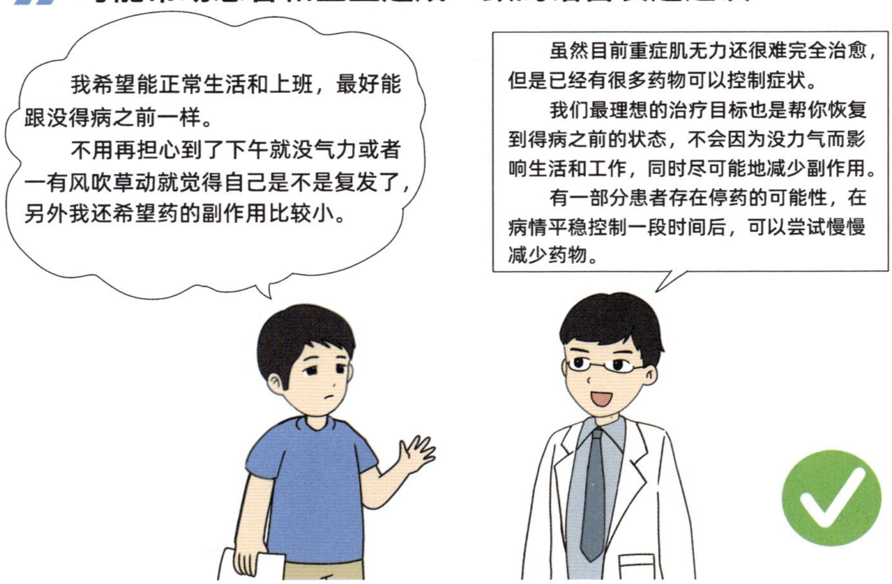
我希望能正常生活和上班，最好能跟没得病之前一样。不用再担心到了下午就没气力或者一有风吹草动就觉得自己是不是复发了，另外我还希望药的副作用比较小。
虽然目前重症肌无力还很难完全治愈，但是已经有很多药物可以控制症状。我们最理想的治疗目标也是帮你恢复到得病之前的状态，不会因为没力气而影响生活和工作，同时尽可能地减少副作用。有一部分患者存在停药的可能性，在病情平稳控制一段时间后，可以尝试慢慢减少药物。

医患沟通示例 1——如何明确治疗目标

沟通脱节场景——患者和医生对疾病活动程度评估结果不同

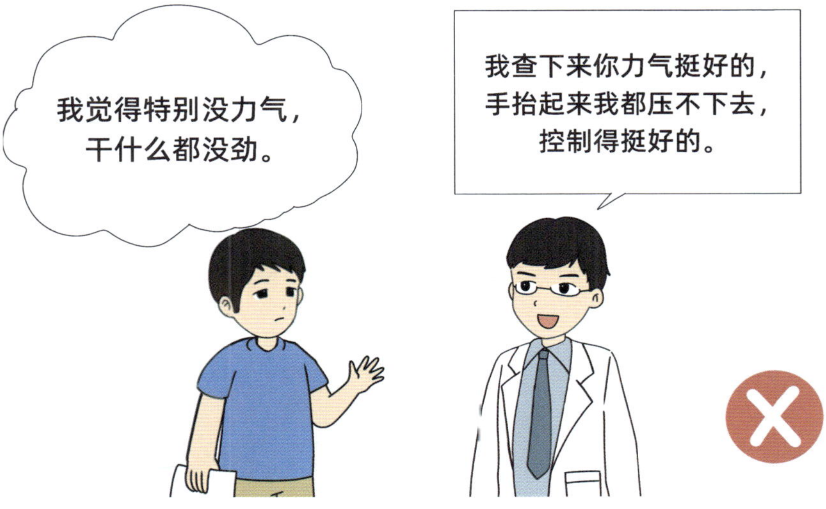
我觉得特别没力气，
干什么都没劲。
我查下来你力气挺好的，
手抬起来我都压不下去，
控制得挺好的。

可能帮助患者和医生达成一致的语言表达建议

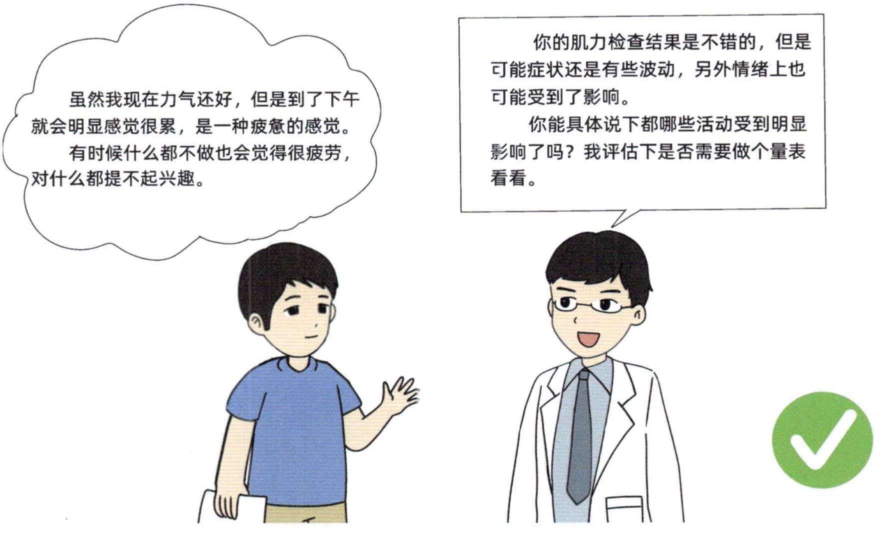

医患沟通示例 2——如何更准确地描述症状

有效的医患沟通，始于换位思考，成于清晰表达。以上所展示的场景，仅仅是日常诊疗中的微小片段，却深刻影响着治疗决策的方向与质量。而沟通的背后，离不开对疾病本身的深入理解。

在本书的正文中，您将系统了解重症肌无力的疾病基础知识、常用药物的作用与注意事项、日常生活中的康复建议、心理调适方法以及医患沟通技巧。这些内容不仅能帮助您更全面地认识重症肌无力，更旨在让您逐步掌握“与医生同频对话”的能力。

请您带着这些沟通示例中的启发，继续阅读后续章节。愿这本书成为您手中的一份实用工具，既帮助您科学管理疾病，也帮助您与医生建立起更高效、更值得信任的合作关系。每一次用心的准备，都是走向更好康复的坚实一步。

目 录

01

第一章 重症肌无力是什么样的疾病

02

第二章　重症肌无力患者常常会问医生的问题

03

第三章　重症肌无力患者常常关注的用药问题

第一章　重症肌无力是什么样的疾病

1. 重症肌无力是一种什么疾病？

重症肌无力是一种影响神经肌肉接头的慢性自身免疫性疾病。我们的大脑通过神经这根“电线”来指挥肌肉这些“电器”的运动。而患者出问题的“神经肌肉接头”，相当于这二者的“转接器”。“自身免疫性”则指的是患者的免疫系统错误地产生了攻击神经肌肉接头的“自身抗体”，阻碍了正常信号传递。因此，患者会出现“大脑想动，但肌肉动不了”的情况，表现为肌肉无力。

虽然重症肌无力是罕见病，但由于我国人口基数庞大，我国仍有 20 万现存患者，每年还新增 1 万患者。

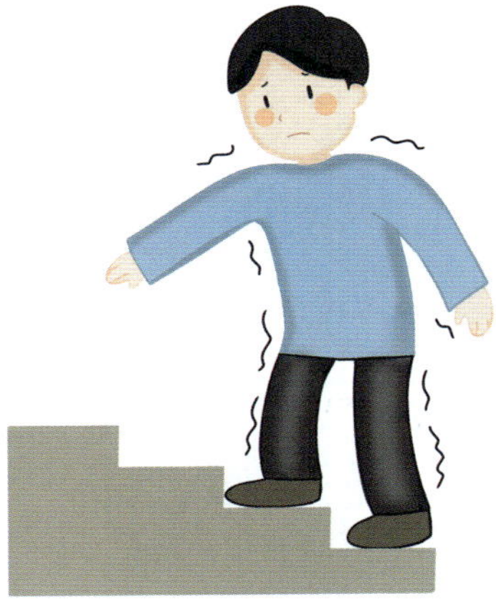

重症肌无力最典型的特征是肌肉“用多了没劲，休息就好些”的波动性表现，常表现为“晨轻暮重”，患者往往在傍晚或活动后出现肌肉无力加重，在早上或经过休息后症状改善。

虽然重症肌无力的名字听上去可怕，但现在已经有了多种治疗方式可以控制病情，常用药包括胆碱酯酶抑制药、糖皮质激素、免疫抑制剂、生物制剂，还有胸腺切除术、血浆置换等非药物治疗方式。通过规范治疗，大多数患者都能控制病情、显著提高生活质量。遵医嘱用药、维持良好的生活方式、定期复诊、与医生保持沟通是战胜重症肌无力的关键武器。

（李熙澄　赵重波）

2. 重症肌无力有哪些表现？

重症肌无力的核心表现是波动性的肌肉无力，也就是活动后明显加重，休息后又会好转，这被称为“晨轻暮重”。重症肌无力会影响全身各个部位的肌肉，会产生许多不同的表现。

（1）眼部肌肉无力：最常见的症状是眼皮下垂（上睑下垂）和看东西有重影（复视）。

（2）面部肌肉无力：闭眼不紧、鼓腮漏气等。

（3）咀嚼困难：咬不动东西，像在嚼橡皮筋一样。

（4）吞咽障碍：喝水呛咳，严重时连吃饭都困难。

（5）构音障碍：说话费力，旁人觉得听不清。

（6）抬头无力：感觉头很重，抬不起来，甚至头一直处于下垂的状态。

（7）四肢无力：梳头的时候手臂抬不起来、抬腿爬楼梯困难。

（8）呼吸困难：严重时会感觉喘不过气，无法躺平，这是重症肌无力最危险的信号，可能是出现肌无力危象的表现。

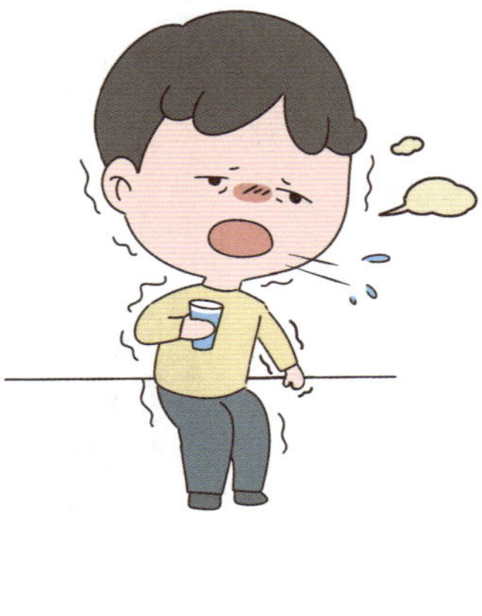

重症肌无力常见的起病部位是眼部肌肉，然后慢慢影响其他部位。早期可能只有眼皮下垂的表现，随着病情发展，可能变成全身无力。需要特别警惕的是，15%~20%的患者可能会出现肌无力危象，表现为呼吸越来越困难，甚至需要呼吸机帮助呼吸。因此如果出现持续加重的气短、无法躺平，一定要立即就医。

（李熙澄　赵重波）

3. 重症肌无力疾病反复发作的原因是什么?

重症肌无力是一种缓解与加重交替的慢性自身免疫性疾病,其反复发作是由于疾病自身的免疫特性。重症肌无力发病的根本原因是免疫异常,经治疗改善后,患者的病情会趋于稳定,但并不代表异常抗体会彻底消失。而且当一些原因引起免疫系统再次出现紊乱,便可导致重症肌无力复发。

常见的重症肌无力疾病反复的原因有治疗中断或用药不当,感染,药物影响,过度疲劳,负面情绪,合并甲状腺功能亢进,接种疫苗,手术、怀孕等对机体有重大影响的事件。其中,感染是最常见的原因。感染可能会引起免疫系统激活,导致重症肌无力症状加重。因此,在日常生活中需要注意减少感染风险,比如勤洗手、注意饮食卫生和环境卫生;同时,如果发生了感染,也要及时就医,进行治疗。

在日常生活中需要注意尽量避免上述导致病情反复的诱因,遵医嘱用药并定期复诊。如果需要打疫苗、做手术或者准备怀孕,请跟医生说明您的重症肌无力病情。这样能够最大程度地争取让重症肌无力长期处于平稳状态。

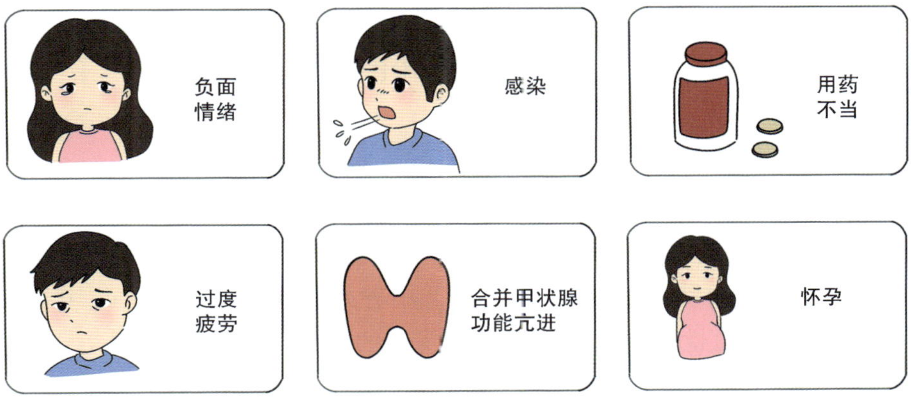

(李熙澄　赵重波)

4. 重症肌无力的发病和哪些因素有关?

重症肌无力的发病和自身免疫系统异常、遗传易患性、环境触发因素等多种原因相关。

自身免疫系统异常是最根本的原因。人体免疫系统是用来防御外来病原体（如病毒、细菌等）的，但在重症肌无力患者中，免疫系统会错误地将自身的正常成分当作外来病原体，产生针对自身的异常抗体，攻击、破坏或阻断肌肉细胞上的乙酰胆碱受体。在正常情况下，大脑发出的运动指令通过神经传到肌肉时，神经末梢会释放乙酰胆碱这种化学物质。乙酰胆碱与神经肌肉接头上的乙酰胆碱受体结合后，会引发肌肉收缩。但重症肌无力患者体内的自身抗体使得乙酰胆碱无法正常发挥作用，神经信号不能有效传递到肌肉，进而导致肌肉出现无力的症状。

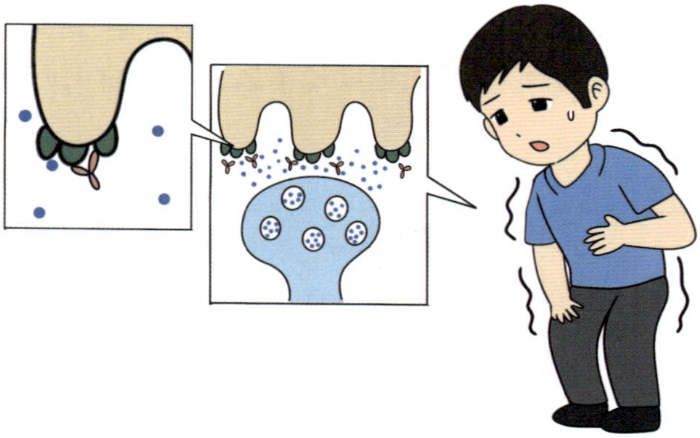

重症肌无力并非直接遗传的疾病，但存在一定的遗传倾向。某些基因与重症肌无力的易患性有关。如果家族中有人患过类风湿关节炎、甲状腺疾病等自身免疫性疾病，那么患重症肌无力的风险可能会略高。不过，绝大多数重症肌无力患者并没有明确的家族患病史。

免疫系统异常是内在的根本原因，而一些外部环境因素也可能诱发或加重病情，如感染、药物刺激等。

（李熙澄　赵重波）

5. 诊断重症肌无力需要做哪些检查?

诊断重症肌无力需要进行的检查包括药理学检查(新斯的明试验)、电生理检查、血清抗体检测等,胸腺影像学检查等则能对疾病进行进一步的分类。

(1)**药理学检查(新斯的明试验)**:新斯的明是一种药物,可以通过抑制胆碱酯酶活性而发挥拟胆碱能作用,使得重症肌无力的症状好转。如果注射新斯的明后,您的肌肉力量得到改善,例如眼皮从不能抬起变为能抬起,代表试验阳性,说明您很有可能患上了重症肌无力。

(2)**电生理检查**:包括低频重复电刺激和单纤维肌电图。使用电极向神经发送电信号,观察肌肉能否正常接收信号并产生反应,从而辅助诊断重症肌无力。在检查前,您需按照医生的要求提前停用可能干扰神经肌肉接头传递、影响电信号传导或肌肉反应的药物,比如新斯的明、溴吡斯的明等,否则会对检查结果产生影响。

(3)**血清抗体检测**:重症肌无力主要检查的自身抗体是乙酰胆碱受体抗体和肌肉特异性酪氨酸激酶抗体。

(4)**胸腺影像学检查**:胸腺计算机体层摄影(computed tomography,CT)可用于发现胸腺增生和胸腺瘤,能帮助医生区分重症肌无力的类型,并决定是否需要进行胸腺切除手术。

(5)**其他检查**:患者容易并发其他自身免疫性疾病,如甲状腺疾病、类风湿关节炎等,因此还需要进行甲状腺功能等检查。

(李熙澄　赵重波)

6. 什么是 AChR 抗体和 MuSK 抗体?

AChR 抗体和 MuSK 抗体都是重症肌无力患者体内常见的自身抗体。它们由异常的免疫系统产生,干扰神经肌肉接头的功能,引发肌无力的症状。

AChR 抗体的全称是**乙酰胆碱受体抗体**。它是重症肌无力最为常见的抗体，在80%~90%的患者体内都可检测到。AChR，也就是乙酰胆碱受体，负责传递神经对肌肉收缩的指令。而AChR抗体会错误地结合到AChR上，一方面直接破坏AChR，另一方面引发免疫反应攻击肌肉，导致神经信号无法正常传递，肌肉就不能正常收缩，进而出现肌无力症状（如眼皮抬不起来、四肢没力气、说话不清楚等）。

MuSK抗体的全称是**肌肉特异性受体酪氨酸激酶抗体**，可见于1%~10%的重症肌无力患者中。MuSK，也就是肌肉特异性酪氨酸激酶，有助于乙酰胆碱受体在神经肌肉接头处正常分布和聚集，让其正常发挥作用。MuSK抗体会阻止MuSK发挥正常作用，导致乙酰胆碱受体不能正常聚集，同样会使神经信号传递出现异常，出现肌无力的症状。

AChR抗体和MuSK抗体是导致重症肌无力发病的关键原因。检测这两种抗体，能够帮助医生明确诊断、判断病情类型，进而制订更精准的治疗方案。

（李熙澄　赵重波）

7. 重症肌无力的检查需要反复做吗？

重症肌无力的有些检查只需要做一次，而有些检查则需要重复进行。

与重症肌无力的诊断相关的检查通常只需要进行一次即可明确诊断，因此新斯的明试验、电生理检查、血清抗体检测等不需要重复进行。

而监测疾病活动程度与药效，以及胸腺切除术后的检查，则需要定期重复进行。

（1）**监测疾病活动程度：**重症肌无力的症状会反复出现，因此定期监测疾病活动程度对于了解病情非常重要。最好每3个月或在症状加重时自测重症肌无力日常生活量表（MG-ADL），来院复诊时由医生评估MG-ADL，并结合定量重症肌无力量表（QMG）进行综合评估。

（2）**监测药物效果：**一方面，药效相关指标，如他克莫司血药浓度，需要定期监测以确保起效。另一方面，定期监测药物的副作用，并根据监测结果及时调整用药方案，可以最大程度地保障安全用药。如使用激素需要每个月检查血糖，使用免疫抑制剂需要每个月检查肝肾功能，使用生物制剂时需要检查免疫功能。

（3）**胸腺手术后监测**：进行胸腺切除术的患者，术后前 2 年须每半年复查胸部增强 CT，2 年后须每年复查胸部增强 CT。

医生会告诉您需要复查的指标，您可以在复诊前做好相应的检查，就诊时携带相应的检查报告，以提高就诊的效率。

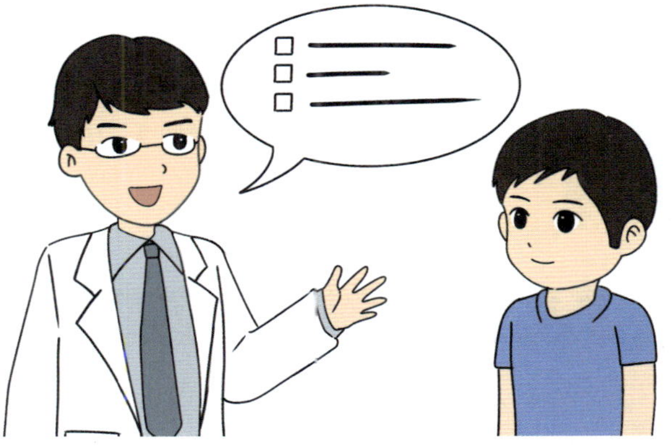

（李熙澄　赵重波）

8. 出现什么症状可以明确重症肌无力的诊断？

重症肌无力的症状有鲜明特点，以下的典型症状表现是医生判断的重要依据。

重症肌无力症状的核心特点是"晨轻暮重"，也就是肌肉的无力和"疲劳感"不是持续不变的，而是"活动后加重，休息后减轻"。比如早上起床时眼皮能抬起，到中午就越来越下垂；走路时刚开始还行，走几百米就腿软需要休息，休息后又能走一段。这些表现是重症肌无力区别于其他肌肉疾病的关键特征。

重症肌无力有以下常见的影响部位和症状。

（1）眼外肌：在发病初期就会出现最常见的症状，如眼皮下垂（上睑下垂）、看东西有重影（复视）。

（2）面部和咽喉肌：咀嚼无力（咬硬东西费劲）、吞咽困难（喝水容易呛咳，吃干饭难以咽下）、构音障碍（说话带鼻音或声音越来越低）。

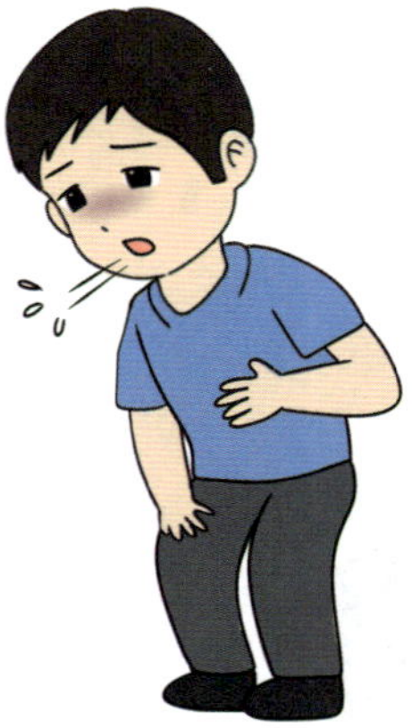

（3）四肢和躯干肌：胳膊抬举无力（如梳头发、举杯子费劲），下肢无力（上楼梯、蹲下站起困难），严重时抬头都费力。

（4）呼吸肌：胸闷、呼吸困难，严重时会喘不过气，这是最危险的情况，须紧急就医。

需要注意的是，症状本身不能单独作为确诊依据，因为其他疾病也可能有类似表现。医生需要结合症状与检查结果，才能最终明确重症肌无力的诊断。

（李熙澄　赵重波）

9. 从检查报告能判断病情严重程度如何吗？

检查报告能为判断重症肌无力病情严重程度提供重要参考，但不能单独下定论。最终需结合临床症状才能准确判断。以下是临床症状的常用评估方法及其意义。

（1）可以通过重症肌无力日常生活活动能力量表（MG-ADL）来评估自己的日常活动能力。MG-ADL 可以通过评估眼皮下垂、吞咽困难、说话不清、肢体无力等 12 项具体症状，来量化疾病对日常生活的影响。分数越低，代表症状越轻。如果评分降低≥2 分，则说明治疗有效，症状明显改善；如果评分升高≥2 分，则说明病情恶化，可能需要调整治疗方案。定量重症肌无力量表（QMG）的作用也类似，但评估更为复杂，通常需要医生帮您一起进行评估。

（2）可以通过美国重症肌无力基金会（Myasthenia Gravis Foundation of America,MGFA）临床分型来对病情严重程度进行分类。MGFA 分型是国际通用的疾病分类方法，将患者分为不同等级。您可能会看到医生写的病历中提到您是Ⅰ型、Ⅱ型等类型，这就是 MGFA 分型（表 1）。

重症肌无力的各项评估仅用于描述当前症状范围，不能单独作为治疗效果的评判标准；因为重症肌无力的病情是动态变化的，所以需要结合症状持续时间、缓解情况、是否发生呼吸衰竭等综合考量。

表1　MGFA分型

分型	临床表现
Ⅰ型	眼肌无力，可伴闭眼无力，其他肌群肌力正常
Ⅱ型	除眼肌外的其他肌群轻度无力，可伴眼肌无力
Ⅱa型	主要累及四肢肌和/或躯干肌，可有较轻的咽喉肌受累
Ⅱb型	主要累及咽喉肌和/或呼吸肌，可有轻度或相同程度的四肢肌和/或躯干肌受累
Ⅲ型	除眼肌外的其他肌群中度无力，可伴有任何程度的眼肌无力
Ⅲa型	主要累及四肢肌和/或躯干肌，可有较轻的咽喉肌受累
Ⅲb型	主要累及咽喉肌和/或呼吸肌，可有轻度或相同程度的四肢肌和/或躯干肌受累
Ⅳ型	除眼肌外的其他肌群重度无力，可伴有任何程度的眼肌无力
Ⅳa型	主要累及四肢肌和/或躯干肌，可有较轻的咽喉肌受累
Ⅳb型	主要累及咽喉肌和/或呼吸肌，可有轻度或相同程度的四肢肌和/或躯干肌受累
Ⅴ型	气管插管，伴或不伴机械通气（除术后常规使用外）；仅鼻饲而不进行气管插管的病例为Ⅳb型

（李熙澄　赵重波）

10. 重症肌无力有哪些类型？

重症肌无力的类型划分有不同角度，医生会根据影响部位、病情严重程度和抗体类型来给重症肌无力分类，能够帮助医生更准确地判断病情、制订治疗方案。以下是重症肌无力的分类方式。

（1）**眼肌型重症肌无力：**患者的症状局限于眼外肌，如眼睑下垂、看东西有重影（复视）。

（2）**全身型重症肌无力：**患者的症状常出现在四肢和咽喉，如四肢乏力、呼吸困难、饮水呛咳等。全身型重症肌无力根据发病年龄、抗体类型、有无胸腺瘤，还可进一步细分为以下几种类型。

1）**胸腺瘤相关重症肌无力：**患者患有胸腺瘤。

2）**AChR-全身型重症肌无力（早发型）：**在未患有胸腺瘤的患者中，体内可以检测到 AChR 抗体，发病年龄在 50 岁之前。

3）**AChR- 全身型重症肌无力（晚发型）**：在未患有胸腺瘤的患者中，体内可以检测到 AChR 抗体，发病年龄在 50 岁之后。

4）**MuSK- 重症肌无力**：在未患有胸腺瘤的患者中，体内可以检测到 MuSK 抗体。

5）**LRP4- 重症肌无力**：在未患有胸腺瘤的患者中，体内可以检测到 LRP4 抗体。

6）**抗体阴性重症肌无力**：在未患有胸腺瘤的患者中，体内检测不到 AChR、MuSK 及 LRP4 抗体。

（李熙澄　赵重波）

11. 胸腺瘤与重症肌无力是什么关系？

胸腺是人体重要的免疫器官，而胸腺瘤是一种起源于胸腺的纵隔肿瘤。胸腺瘤和重症肌无力常常同时存在，10%~15% 的重症肌无力患者会同时患有胸腺瘤；反过来，30%~45% 的胸腺瘤患者会出现重症肌无力症状。这说明胸腺瘤和重症肌无力两者经常共存，但并非所有重症肌无力都会伴随胸腺瘤，也并非所有胸腺瘤都会引发重症肌无力。

在正常情况下，胸腺产生的免疫细胞可以识别外来病原体（如病毒、细菌），而不攻击自身组织。但是，如果胸腺出现异常，则可能导致免疫细胞的生产过程出现异常，进而促使免疫系统产生攻击自身的抗体（如乙酰胆碱受体抗体等），间接引起或加重重症肌无力。

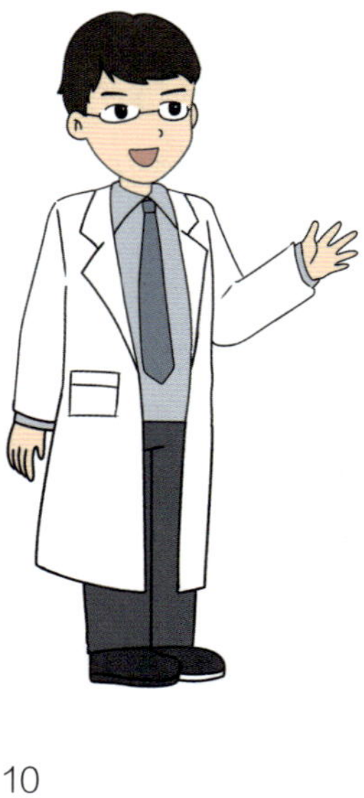

在常规检查中，重症肌无力患者需要进行胸腺检查。在确诊重症肌无力后，医生通常会安排患者进行胸部 CT 或磁共振成像检查，排查患者是否存在胸腺瘤。胸腺瘤患者也应警惕重症肌无力症状的出现，如果出现眼皮下垂、吞咽困难等重症肌无力的典型表现，需要及时就医排查。

如果重症肌无力患者同时患有胸腺瘤，医生通常会建议手术切除胸腺。对部分患者而言，在手术后，重症肌无力症状一般明显缓解，但通常仍需要药物进行巩固治疗。

（李熙澄　赵重波）

12. 得了重症肌无力会合并其他自身免疫性疾病吗？

重症肌无力作为一种自身免疫性疾病，患者有可能合并其他自身免疫性疾病。这主要是因为机体的免疫系统是一个整体，一旦紊乱，可能对多种自身组织产生攻击，进而引发多种免疫相关疾病并存的情况。此外，人体内的部分基因位点不仅与重症肌无力相关，也与其他自身免疫性疾病的发病风险相关，可能是多种自身免疫性疾病同时患病的基础。

重症肌无力患者合并最多的自身免疫性疾病是甲状腺相关疾病，包括甲状腺功能亢进症（简称：甲亢）、甲状腺功能减退症（简称：甲减）等，出现在 10%~15% 的重症肌无力患者中。患者可能先出现甲状腺疾病相关症状，然后发生重症肌无力，也可以反之。

除甲状腺疾病外，重症肌无力患者还可能合并类风湿关节炎、系统性红斑狼疮等自身免疫性疾病。类风湿关节炎主要表现为关节肿胀、疼痛、僵硬，尤其早晨起床的时候最明显；系统性红斑狼疮可能出现面部红斑、关节痛等。

合并其他自身免疫性疾病会增加治疗的复杂性。因此，重症肌无力患者在确诊后，应按照医生的要求常规进行自身免疫相关筛查，包括甲状腺功能、甲状腺自身抗体等检查，以便早期发现合并疾病，及时干预。

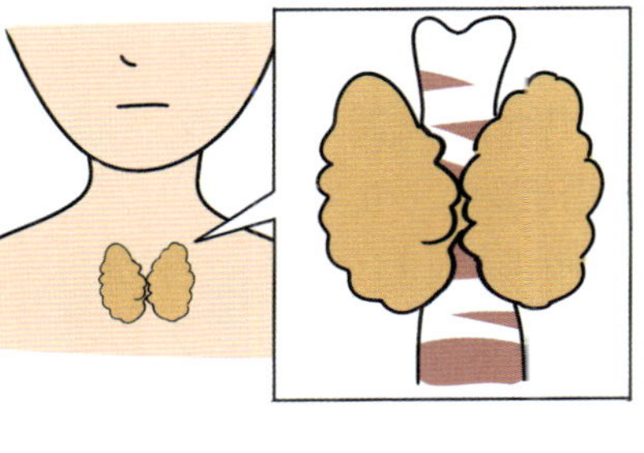

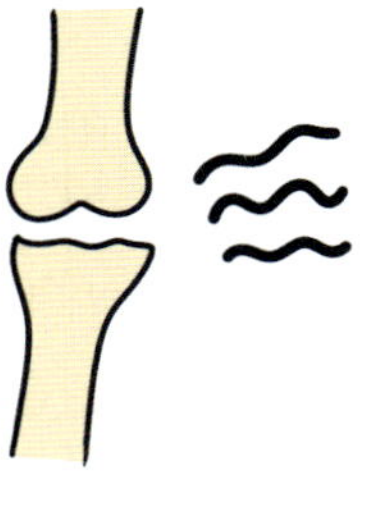

（李熙澄　赵重波）

13. 重症肌无力会遗传吗?

虽然重症肌无力具有遗传易患性,但不是传统意义上的“遗传病”。非遗传因素,也就是自身免疫系统紊乱,才是导致疾病发生的最主要因素。

在临床中,90% 以上的重症肌无力患者属于“散发”病例,即不存在家族患病史。这类患者的发病主要与自身免疫功能紊乱相关,而非由单一“致病基因”直接遗传导致。

但研究证实,重症肌无力的发病和某些“免疫相关基因”存在关联,例如人类白细胞抗原(human leukocyte antigen,HLA)基因。如果患者携带特定人类白细胞抗原基因型,患者体内免疫系统识别自身组织的能力可能会下降;在各种感染、环境因素的作用下,患者就会更容易导致异常免疫反应的发生。不过,这些基因型仅会提高发病风险,而不是直接导致疾病的产生,在携带这些基因型的人群中,绝大多数人并不会患上重症肌无力。

总体而言,大多数重症肌无力患者的亲属无需担心被遗传。保持规律作息、避免过度劳累、预防感染等健康生活方式,对降低发病风险的意义远大于遗传因素的影响。对于家族中有亲属患病的人群,如果有生育计划,可以咨询医生来判断是否需要进行免疫相关基因筛查等检查,以评估潜在风险。

(李熙澄　赵重波)

14. 重症肌无力会传染给身边的人吗?

重症肌无力不会传染给身边的人,日常接触如一起吃饭、握手、拥抱等,都不会导致疾病在人与人之间传播,因此您无需产生社交顾虑。

要理解这一点,首先需要明确“传染病”与“重症肌无力”的本质差异。传染病的核心特征是由病原体(如病毒、细菌、真菌、寄生虫等)引起,这些病原体能够通过特定途径(如空气飞沫传播等)从一个人传播到另一个人,进而使后者患病。例如,流行性感冒病毒可通过咳嗽、打喷嚏等方式传播,结核分枝杆菌可通过空气传播,这些疾病的传播依赖于病原体通过特定途径的转移。

而重症肌无力属于自身免疫性疾病，它的发病机制和传染病完全不同。重症肌无力的发病核心是机体免疫系统出现调节紊乱，身体内产生的致病性抗体错误地将自身神经肌肉接头处的正常结构（如乙酰胆碱受体）识别为“异物”，并发起攻击，与外界的病原体及其传播并不相关，因此重症肌无力不具备传染的基础。

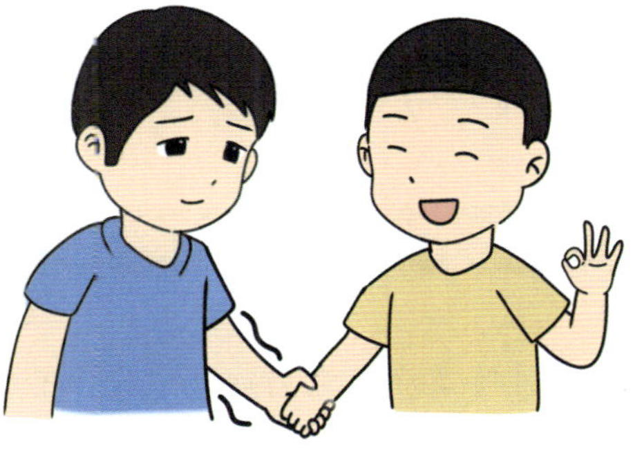

总而言之，对于重症肌无力患者来说，无论是家人之间的亲密相处，还是同事之间的日常工作互动，都不会将重症肌无力传染给他人。患者完全可以正常参与社交活动，无需刻意与他人保持距离。

（李熙澄　赵重波）

15. 重症肌无力症状反复多久可以趋于平稳？

重症肌无力患者症状的“反复”与“趋于平稳”是疾病进程中常见的现象。总体而言，重症肌无力患者在发病的前 1~2 年进展较快。然而，不同类型的重症肌无力在症状稳定性上存在明显差异。

眼肌型患者若能在发病早期及时干预，规范用药，多数能够较快控制病情，避免病情向更多肌肉出现无力发展，部分患者可在 3~6 个月内逐渐进入稳定期。而**全身型患者**的情况相对复杂，轻度全身型患者的症状以眼部和四肢肌肉无力为主，咽喉肌受到的影响较小，如果治疗及时，多数在 1~2 年内可以逐渐趋于平稳；**中度全身型患者**因咽喉肌受到明显影响（如吞咽困难、发音含糊等），病情进展快，症状稳定所需

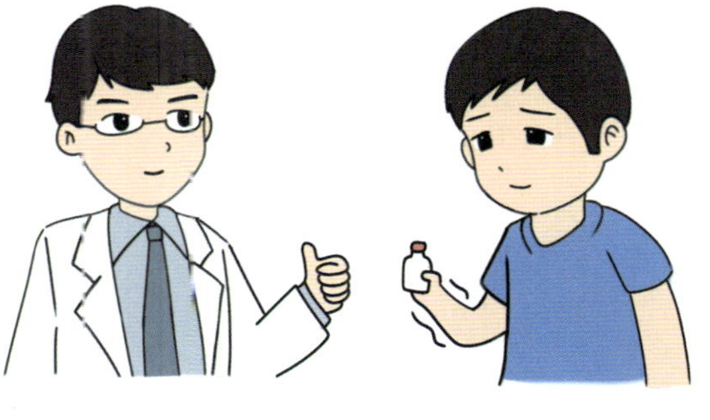

时间则可能会延长；**难治性全身型患者**（对常规治疗的反应差）则可能需要更长时间调整治疗方案，甚至需要 3~5 年的时间才能逐渐趋于平稳。

总而言之，重症肌无力作为自身免疫性疾病，症状从反复到平稳是一个“渐进式”的过程，并不是突然“完全消失”，应该避免急于求成。请您在坚持日常管理的同时，与医生保持密切沟通，及时反馈症状的反复情况，避免自行增减药物。

（李熙澄　赵重波）

16. 如何能维持重症肌无力症状稳定？

维持重症肌无力症状稳定没有捷径，需要坚持规范用药、改变生活方式、维持良好心态等多方面措施配合。

（1）**规范用药，不擅自调整用药方案：**重症肌无力一般需要长期控制，擅自停药、减少剂量或更换药物是导致症状不稳定的最常见原因。患者需严格按照医生的要求用药，同时也要按医生的要求定期复查，以便医生根据检查结果的变化调整治疗方案。

（2）**避免诱因，改善生活方式：**感染可能会诱发重症肌无力症状加重。患者平时需注意日常防护，例如：做好保暖措施，勤洗手，减少前往人群密集场所，接种疫苗。若出现感冒、肺炎等症状，应尽早就诊治疗。

过度劳累会消耗机体能量、扰乱免疫平衡，进而导致症状反复。每天应该保证充足休息时间，避免连续疲劳状态；日常活动需量力而行，切勿勉强坚持。

（3）**保持良好心态：**重症肌无力症状的“时好时坏”是常见的特点，过度焦虑“症状是否会加重”反而可能对病情产生影响。患者可以主动了解疾病知识，明确其属于“可控的慢性病”，以此减少恐惧；还可通过听音乐、散步、与家人沟通等方式缓解压力；若情绪问题较为明显，应及时寻求心理医生的专业帮助。

（李熙澄　赵重波）

第二章　重症肌无力患者常常会问医生的问题

1. 为什么会得重症肌无力?

重症肌无力是一种自身免疫性疾病，发病机制涉及免疫系统紊乱、遗传因素和环境因素等多个方面。

正常情况下，大脑通过神经发出指令，神经末梢释放的乙酰胆碱与肌肉上的特定受体结合，使肌肉按指令收缩运动。然而，重症肌无力患者的体内会产生异常的抗体来占据乙酰胆碱的“工作岗位”却并不具有相应功能，还会激活免疫反应破坏乙酰胆碱受体，造成神经肌肉接头传递障碍，导致肌肉疲劳无力。

胸腺在重症肌无力发病中起重要作用，75%~90% 的重症肌无力患者伴有胸腺异常，10%~15% 的重症肌无力患者同时患有胸腺瘤。胸腺可能作为异常免疫应答的场所参与发病，因此确诊重症肌无力后，医生通常建议进行胸部 CT 检查。

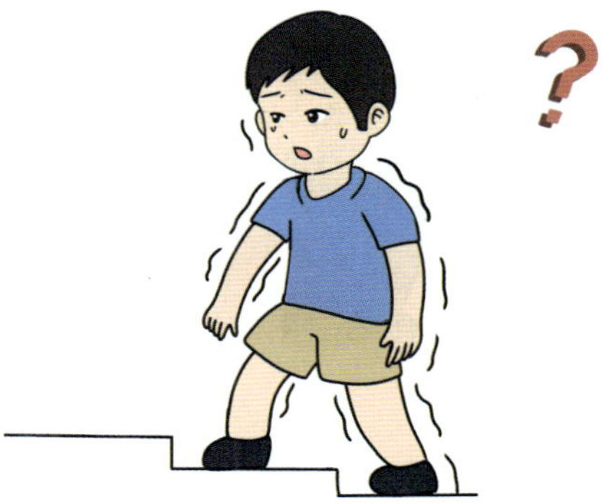

重症肌无力不是传统意义上的“遗传病”，不会由父母直接传递给子女，但是具有一定的遗传易患性，发病和某些“免疫相关基因”存在关联（如人类白细胞抗原基因等）。

感染、肠道菌群、饮食、药物等环境因素也可能与重症肌无力发病相关。研究发现，重症肌无力患者肠道菌群较健康人群紊乱，粪便中的肠道代谢产物发生变化。此外，饮食不洁、环境污染、过度劳累、使用导致神经肌肉传递阻滞的药物都可能导致重症肌无力的发生。

（贺定贤　奚剑英）

2. 重症肌无力会不会恶化?

重症肌无力症状具有波动性，存在恶化可能，恶化概率、加重速度及严重程度存在显著个体差异，主要与治疗规范性、诱因控制情况等相关。常见原因包括以下几点。

（1）**自行停药、减药**：部分患者在病情初步稳定后，会因各种原因自行停药或随意减药物剂量。

（2）**感染**：感染可能会引起免疫系统激活，导致症状恶化。服用免疫抑制剂后，机体对病原体的抵抗力降低，需要积极采取预防措施以减少感染风险，包括注意卫生、远离人群密集处等，如发生感染要及时就医并积极治疗。

（3）**药物影响**：泰利霉素、氟喹诺酮类、肉毒毒素、大环内酯类、普鲁卡因胺、β 受体阻滞剂、他汀类、含碘造影剂等药物可能参与影响神经肌肉接头传递，应谨慎使用。

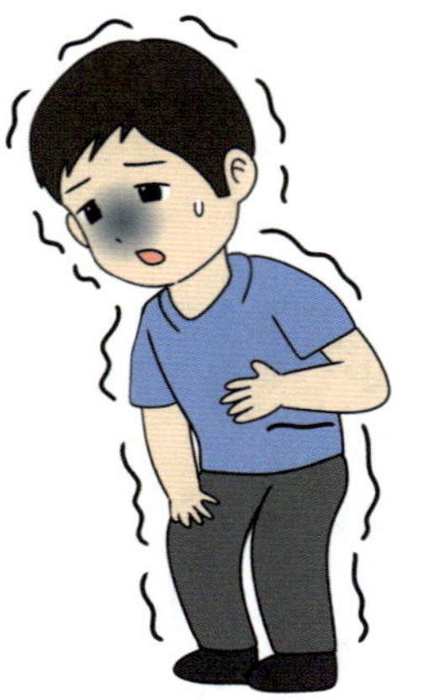

（4）**过度疲劳**：重症肌无力具有“疲劳后加重”的特点，患者要注意日常活动安排和体力分配，保持充足睡眠，避免长时间体力劳动和过大的精神压力。

（5）**其他**：长期负面情绪、合并甲状腺功能亢进、接种疫苗、机体应激（手术、创伤、妊娠等）可能会加重病情，需多学科联合治疗。

病情恶化并非“不可控”，通过规范管理可大幅降低恶化风险。

（贺定贤　奚剑英）

3. 是否有量化的指标可以帮助我评估病情严重程度?

临床上使用专门量表评估重症肌无力病情严重程度,帮助医生准确判断病情并观察治疗效果。最常用的包括:重症肌无力日常生活活动能力量表(MG-ADL)、定量重症肌无力量表(QMG)和重症肌无力生活质量15项量表(MG-QOL15)。

(1)**MG-ADL 和 QMG:**MG-ADL 是最常用的重症肌无力严重程度量表,评分简单,评估眼皮下垂、吞咽困难、说话不清、肢体无力等12项症状。分数越高表示症状越重、对生活影响越大,分数越低代表症状越轻。若 MG-ADL 评分升高≥2分,说明病情恶化,可能需调整治疗方案(表2)。QMG 是另一种评估量表,但评估更复杂,需要医生协助完成(表3)。

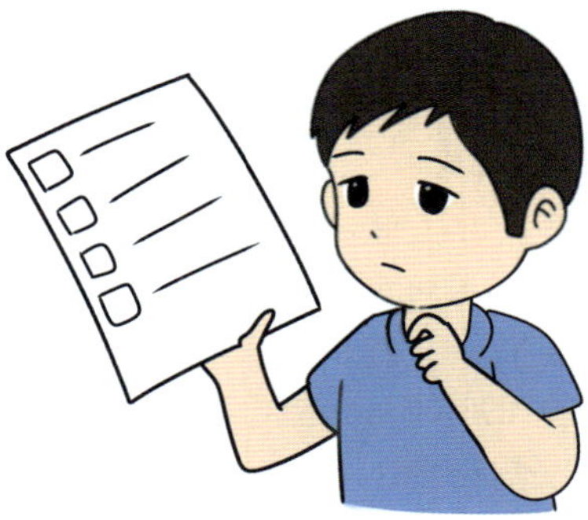

表2　MG-ADL 及评分标准

临床表现	0	1	2	3
说话	正常	间歇性说话含糊或有鼻音	一直说话含糊或有鼻音但能被理解	说话难以被理解
咀嚼	正常	咀嚼固体食物乏力	咀嚼软食时会乏力	需要胃管
吞咽	正常	偶尔有哽咽感	常有哽咽感需换掉食物	需要胃管
呼吸	正常	用力时感到气短	休息时感到气短	需要呼吸机
刷牙或梳头困难	无	稍微费力但不需要休息	需要休息	不能完成
从椅子上站起困难	无	轻度困难有时需用手帮忙	中度困难常需用手帮忙	严重困难需要别人帮助
视物成双	无	有但并非每天	每天都有但并非一直持续	一直持续
眼睑下垂	无	有但并非每天	每天都有但并非一直持续	一直持续

表3　QMG项目及评分标准

检查项目	评分标准			
	正常（0分）	轻度（1分）	中度（2分）	重度（3分）
左右侧视出现复视的时间/s	≥61	11~60	1~10	自发
上视出现眼睑下垂的时间/s	≥61	11~60	1~10	自发
眼睑闭合	正常	闭合时可抵挡部分阻力	闭合时不能抵挡阻力	不能闭合
吞咽100ml的水	正常	轻度呛咳	严重呛咳或鼻腔反流	不能完成
从1数到50（观察构音障碍）	无构音障碍（50）	30~49	10~29	0~9
坐位右上肢抬起90°的时间/s	240	90~239	10~89	0~9
坐位左上肢抬起90°的时间/s	240	90~239	10~89	0~9
肺活量占预计值	≥80%	65%~79%	50%~64%	<50%
右手握力/kg				
男	≥45	15~44	5~14	0~4
女	≥30	10~29	5~9	0~4
左手握力				
男	≥35	15~34	5~14	0~4
女	≥25	10~24	5~9	0~4
平卧位抬头45°的时间/s	120	30~119	1~29	0
平卧位右下肢抬起45°的时间/s	100	31~99	1~30	0
平卧位左下肢抬起45°的时间/s	100	31~99	1~30	0

（2）MG-QOL15：该量表用于评估患者生活质量，确定患者对症状改善和治疗的满意度，包括心理健康和社会功能相关项目，评价患者行为能力、症状、情绪幸福感和生活满意度，得分越高代表生活质量越差（表4）。

表 4 MG-QOL15 及评分标准

请指出每一条陈述的真实程度（过去几周内）	从不（0 分）	偶有（1 分）	有一些（2 分）	经常有（3 分）	非常多（4 分）
我对患有 MG 感到沮丧					
MG 影响我的用眼（如复视等）					
MG 导致我进食困难					
我的社交活动因 MG 而受到限制					
MG 限制了我享受爱好和趣味活动的能力					
MG 使我无法满足家庭的需求					
我需要为我的 MG 制订计划					
MG 使我在工作中（包括在家工作）受到限制，这让我感到困扰					
MG 使我说话困难					
MG 使我丧失了一些个人独立性（例如：开车、购物、跑腿办事等）					
我因 MG 感到抑郁					
MG 使我行走困难					
MG 使我在公共场合行动不便					
我被 MG 压垮了					
由于 MG，我很难使我的个人仪容整洁					

（3）**其他量表：**重症肌无力复合量表（MGC）、肌无力肌肉量表（MMS）、重症肌无力绝对 / 相对评分法（ARS-MG）。

MGC 由 Burns 等人于 2010 年提出，完成时间少于 5 分钟，需结合体格检查与病史（表 5）。MMS 由 Gajdos 等人研制，与其他量表相比缺少呼吸肌相关评估内容（表 6）。ARS-MG 为我国许贤豪教授设计，于 1997 年发表，分为绝对评分和相对评分两部分，相对评分通过公式计算得出（表 7）。

表5 MGC及评分标准

检查项目	计分			
上睑下垂：向上凝视（出现下垂时间，医师检查）	0分：>45s	1分：11~45s	2分：1~10s	3分：立即
复视：左、右外侧凝视（出现复视时间，医师检查）	0分：>45s	1分：11~45s	3分：1~10s	4分：立即
闭目（医师检查）	0分：正常	0分：轻度乏力，用力后可打开眼睑	1分：中度无力，眼睑可被轻易打开	2分：严重无力，无法保持眼睛闭合
言语交谈（患者病史）	0分：正常	2分：断续不清或鼻音	4分：持续发音不清或鼻音，但可以理解	6分：对话难以理解
咀嚼（患者病史）	0分：正常	2分：咀嚼固体食物会疲劳	4分：咀嚼软质食物会疲劳	6分：放置胃管
吞咽（患者病史）	0分：正常	2分：极少出现呛咳或吞咽困难	5分：出现频繁的吞咽困难，如可迫使饮食习惯变化	6分：放置胃管
呼吸（与MG相关）	0分：正常	2分：劳累后呼吸短促	4分：休息时呼吸短促	9分：依赖呼吸机
颈部屈曲或伸直-最弱（医生检查）	0分：正常	1分：轻度无力	3分：中度无力（为预期的50%±15%）	4分：严重无力
肩关节外展（医生检查）	0分：正常	2分：轻度无力	4分：中度无力（为预期的50%±15%）	5分：严重无力
髋关节屈曲（医生检查）	0分：正常	2分：轻度无力	4分：中度无力（为预期的50%±15%）	5分：严重无力

表6　MMS及评分标准

检查项目	计分		
	0分	5分	10分
仰卧抬头	无法做到	不能抵抗阻力	可抵抗阻力
仰卧坐起	无法做到		无需用手帮助
眼外肌	复视	上睑下垂	正常
闭目	不完全闭合,无法覆盖角膜	不完全闭合,可以覆盖角膜	完全闭合
咀嚼	无法咀嚼	力弱	正常
吞咽	异常,有吸入	异常,不伴吸入	正常
言语	含糊不清	鼻音	正常
检查项目	最多得分15分,最少得分0分		
上肢侧平举	每10秒得1分		
仰卧抬腿	每5秒得1分		

表7　ARS-MG及其评分标准

检查项目	绝对评分标准				
	0分	1分	2分	3分	4分
上睑无力评分(平视正上方时上睑遮挡角膜水平;左、右眼分别计分)	“11~1点”	“10~2点”	“9~3点”	“8~4点”	“7~5点”
上睑疲劳试验评分(持续睁眼向上方注视,出现眼睑下垂时间,以上睑遮挡角膜9~3点位标准;左、右眼分别计分)	>60s	31~60s	16~30s	6~15s	≤5s

续表

检查项目	绝对评分标准				
	0分	1分	2分	3分	4分
眼球水平活动评分（同侧眼外展加内收露白之和；左、右眼分别计分）	≤2mm	3~4mm	5~8mm	9~12mm	>12mm
上肢疲劳试验评分（双臂侧平举出现上肢疲劳时间；左、右侧分别计分）	>120s	61~120s	31~60s	11~30s	0~10s
下肢疲劳试验评分（仰卧位双下肢同时屈髋屈膝90次后，出现下肢疲劳的时间；左、右侧分别计分）	>120s	61~120s	31~60s	11~30s	0~10s
面肌无力评分	正常	闭目力稍差，睫毛征不全（用力闭眼后睫毛部分外露）	闭目力差，睫毛征消失（用力闭眼后，睫毛完全外露）	闭目不能，鼓腮漏气	噘嘴不能，面具样面容
咀嚼、吞咽功能评分	正常进食	进普食后感到疲劳，进食时间延长，不影响每次进食量	进普食后感到疲劳，进食时间延长，影响每次进食量	不能进普食，只能进半流食	鼻饲管进食
呼吸肌功能评分	正常	轻微活动即出现气短	平地行走即出现气短	静坐时即出现气短	需人工辅助呼吸

（贺定贤　奚剑英）

4. 重症肌无力常见的治疗方式有哪些?

重症肌无力常见治疗主要包括传统治疗、靶向治疗和胸腺切除术,此外,嵌合抗原受体T细胞治疗(chimeric antigen receptor T cell therapy,CAR-T)在重症肌无力上也显示出治疗潜力。

(1)传统治疗

1)胆碱酯酶抑制药:溴吡斯的明可对症改善临床症状。

2)糖皮质激素及非激素类免疫抑制剂:激素是重症肌无力的一线治疗,联合免疫抑制剂(包括他克莫司、吗替麦考酚酯、硫唑嘌呤、环孢素、氨甲蝶呤及环磷酰胺等)治疗,可预防复发并加速激素减量。

3)静脉注射免疫球蛋白、血浆置换、免疫吸附:主要用于病情快速进展、危及生命的情况,可快速改善症状。

(2)靶向生物制剂:目前临床上常用FcRn拮抗剂(如罗泽利昔珠单抗、艾加莫德)、补体抑制剂(如泽卢克布仑钠、依库珠单抗、瑞利珠单抗)、靶向B细胞治疗(如利妥昔单抗、泰它西普)。

目前已被中国国家药品监督管理局批准用于重症肌无力治疗的药物为罗泽利昔珠单抗、泽卢克布仑钠、艾加莫德、依库珠单抗、瑞利珠单抗及泰它西普。

(3)胸腺切除手术:胸腺切除术是治疗重症肌无力的有效方式,尤其是对于合并胸腺瘤的患者,早期手术可改善预后。

(4)嵌合抗原受体T细胞免疫治疗:嵌合抗原受体T细胞免疫治疗在重症肌无力中的研究仍处于早期阶段,证据较为有限,但是已经展现出巨大的治疗潜力。

(贺定贤　奚剑英)

5. 每个重症肌无力患者的治疗方案是不是个体化的?

重症肌无力患者的治疗方案是高度个体化的,治疗目标是尽早实现最小症状表达(几乎没有症状或症状轻微不影响生活)和副作用最小化。

（1）**眼肌型重症肌无力：**先使用溴吡斯的明，效果欠佳时加用激素和/或非激素类免疫抑制剂。难治性患者可考虑手术治疗。

（2）**乙酰胆碱受体（AChR）抗体阳性重症肌无力：**建议早期加用激素和/或非激素类免疫抑制剂治疗，若病情较重，可同时联用靶向生物制剂、静脉注射免疫球蛋白或血浆置换，快速改善症状。

（3）**肌肉特异性受体酪氨酸激酶（MuSK）抗体阳性重症肌无力：**MuSK抗体阳性患者单用传统治疗药物往往反应不佳，建议加用靶向治疗。目前中国唯一获批MuSK抗体阳性适应证的靶向生物制剂为罗泽利昔珠单抗。此外，MuSK抗体阳性患者不推荐进行胸腺切除术。

（4）**抗体阴性重症肌无力：**药物治疗效果不佳或副作用无法耐受的情况下，可考虑胸腺切除术。

（5）**合并胸腺瘤的重症肌无力：**在肌无力症状得到控制后应尽早接受手术治疗，改善预后。

（6）**肌无力危象：**首选快速起效治疗，如静脉注射免疫球蛋白、血浆置换、免疫吸附、靶向生物制剂等，快速改善症状。

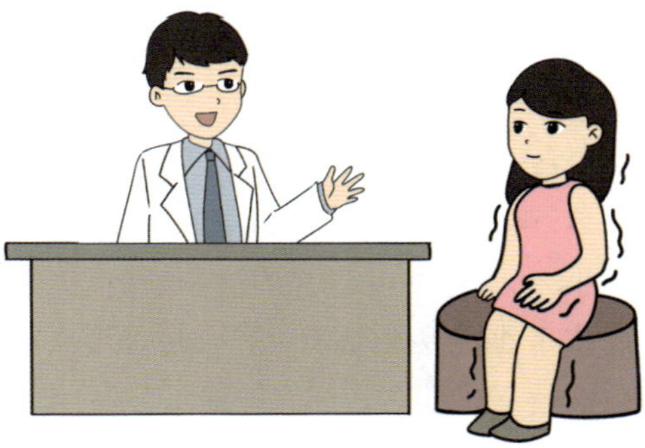

（贺定贤　奚剑英）

6. 重症肌无力是否需要长期治疗？

重症肌无力是一种需要长期治疗的慢性自身免疫性疾病，发病的核心原因是免疫系统错误地攻击了自身受体，阻碍了神经信号的传递，导致肌肉无力。这种自身免疫异常通常具有“难以根治”的特点。

目前临床上用于治疗重症肌无力的药物中，免疫抑制剂通过调节免疫系统来控制异常的免疫攻击，生物制剂如 FcRn 拮抗剂、靶向 B 细胞治疗等，其作用原理都是减少体内异常抗体的产生，但难以彻底清除异常抗体。因此即使经过现有药物治疗，重症肌无力也不能彻底“断根”。

尽管如此，部分重症肌无力患者在规范治疗的情况下，可以获得长期症状缓解，病情维持稳定。在患者病情得到控制、稳定维持一定时间（通常为 1~2 年）的前提下，可以考虑逐渐减停激素和非激素类免疫抑制剂，但是药物减量的速度通常很慢，此时一定要听从医生的意见，不能因为心急就自行加快减量速度，药物减量过快有可能导致重症肌无力的复发。

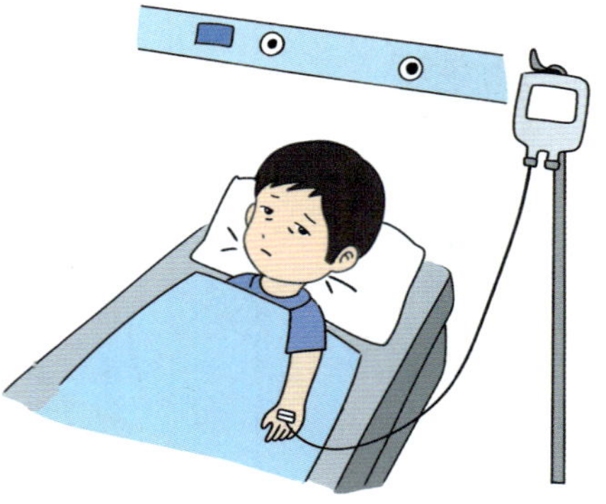

总之，长期稳定治疗是保障重症肌无力患者生活质量、预防病情恶化的关键，切勿自行减药、停药。在获得长期症状缓解的情况下，重症肌无力患者也存在减停药物的可能性。

（贺定贤　奚剑英）

7. 治疗方案是否需要和医生共同规划？

重症肌无力治疗方案必须与医生共同规划。重症肌无力是一种慢性自身免疫疾病，治疗周期长、治疗方案需要动态调整，且不同治疗手段各有适用情况和副作用，只有把医生的专业判断与患者实际情况结合，才能制订出安全有效的治疗方案。同时，患者的个人需求和偏好也非常重要，只有经过医患共同决定的治疗方案，才有利于患者长期坚持。

医生具备专业知识储备，能基于病情评估确定治疗方向：比如通过病史询问、新斯的明试验、电生理检查、自身抗体检测等明确诊断和分型，通过体格检查以及量表等评估病情严重程度，通过胸腺 CT 检查明确是否伴有胸腺异常等，综合制订治疗方案。

同时，患者自身的生活需求、身体耐受度、基础情况也对治疗方案的选择至关重要。比如，患者是否有糖尿病、高血压等基础疾病，更倾向于口服药物还是可以接受注射治疗，家庭经济情况能否承担长期治疗费用，患者目前从事的工作强度和性质，日常时间安排是否允许坚持定期随访复查，近期是否有怀孕计划等，比如有近期怀孕计划的女性患者，则需避免使用吗替麦考酚酯、氨甲蝶呤等有致畸风险的药物，而选择相对安全的激素、溴吡斯的明；对于工作繁忙难以频繁住院的患者，口服或居家皮下注射的治疗方案往往比需要定期静脉输注的方案更具可行性；合并糖尿病或高血压的患者，医生会谨慎使用激素，而可能更倾向于推荐对代谢影响较小的非激素类免疫抑制剂或靶向生物制剂。这些细节都需要与医生及时沟通。如果这些细节没有在规划阶段沟通，可能导致方案“理论有效但实际无法坚持”。

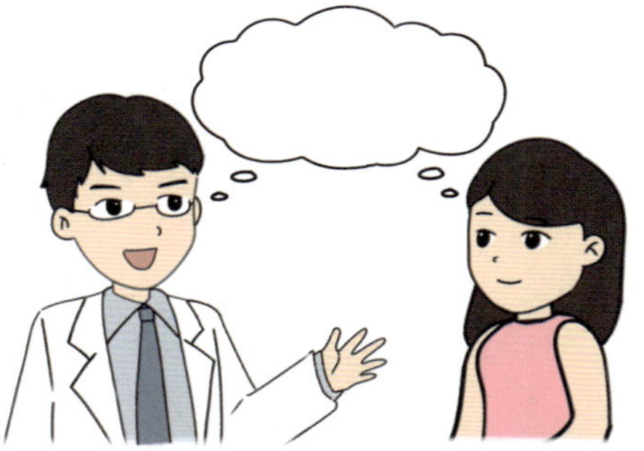

（贺定贤　奚剑英）

8. 手术治疗重症肌无力能根治吗？

胸腺切除术是治疗重症肌无力的有效方式，对部分患者有显著改善作用，但不能根治重症肌无力。重症肌无力是一种慢性自身免疫性疾病，虽然胸腺在疾病发生中起重要作用，但手术仅能去除异常的胸腺组织，无法完全纠正已形成的免疫紊乱状态。因此，术后患者仍需要长期规范治疗，坚持药物治疗并定期复查。

（1）术后用药管理：术后患者必须严格按医嘱用药，按时、按量服用免疫抑制剂等药物。患者不可自行停药或减量，如出现肌无力症状加重、药物不良反应等身体不适，应及时与医生联系，以便评估病情变化并调整治疗方案。

（2）定期随访检查：包括血常规、肝肾功能、免疫功能等常规化验以及胸部 CT，及时监测术后恢复情况。复查频率应遵医嘱，通常术后初期复查较频繁，病情稳定后可适当延长复查间隔。

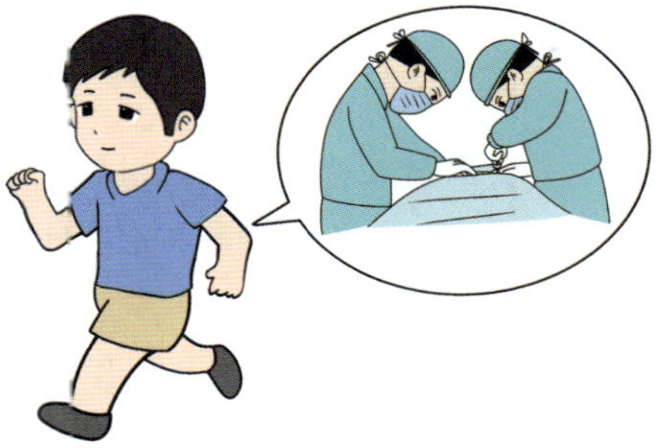

（3）日常生活注意事项：尽量避开人群密集、通风差的环境，减少感染可能；避免情绪大幅波动，保持良好心态；加强营养，减少食用辛辣刺激食物；注意休息，避免着凉和过度疲劳；适度锻炼，量力而行。

（贺定贤 奚剑英）

9. 手术和药物治疗重症肌无力哪个效果更好?

手术与药物治疗重症肌无力没有绝对的“效果更好”，二者适用情况不同，需要根据患者具体病情综合选择。

（1）药物治疗是重症肌无力的基本治疗方式，能有效缓解症状，常用药物包括以下几种。

1）胆碱酯酶抑制药（溴吡斯的明）：适用于所有重症肌无力患者的基础对症治疗，能快速改善肌无力症状。

2）糖皮质激素：作为一线免疫治疗药物，可使 70%~80% 的患者症状得到改善。

3）非激素类免疫抑制剂：如硫唑嘌呤、吗替麦考酚酯等，有助于维持患者病情稳定。

4）靶向生物制剂：包括 FcRn 拮抗剂（罗泽利昔珠单抗、艾加莫德）、补体抑制剂（泽卢克布仑钠、依库珠单抗、瑞利珠单抗）、靶向 B 细胞治疗（利妥昔单抗、泰它西普）。靶向生物制剂可以减轻患者症状，帮助患者实现治疗目标。

药物治疗对于多数患者是主要治疗手段，但需长期规律用药、监测副作用，并根据病情变化及时调整治疗方案。

（2）胸腺切除术有以下明确的适用情况。

1）伴有胸腺瘤：手术是首选方案，胸腺是重症肌无力免疫异常的关键器官，切除后可减少异常免疫反应。

2）无胸腺瘤但符合以下条件：药物治疗效果不佳、病情较重、年龄较轻的全身型重症肌无力患者。

术后部分患者症状可明显改善，但手术存在麻醉风险和术后并发症可能，需要医生严格检查和评估后进行。同时，术后通常仍需继续进行药物治疗。

药物治疗和手术治疗各有优势，需根据患者具体情况选择适宜方案。临床上常采用个体化综合治疗方案，目标是最大程度控制症状、提高生活质量。

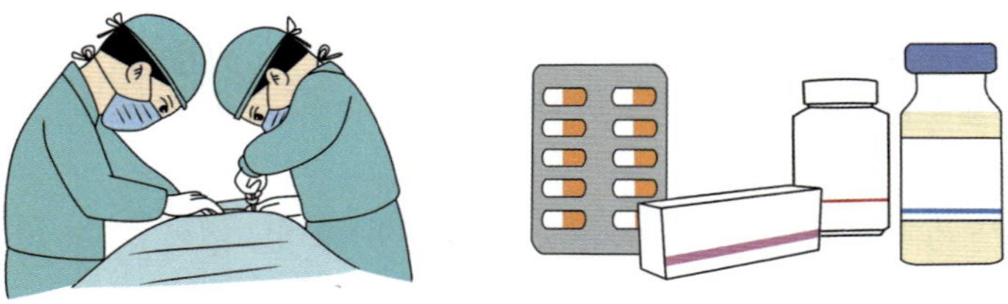

（贺定贤　奚剑英）

10. 有没有能维持疗效，副作用又小的治疗方案？

重症肌无力的治疗目标是达到最小症状表达，即重症肌无力日常生活活动能力量表（MG-ADL）评分为 0~1 分，同时治疗相关不良反应≤1 级，副作用轻微几乎不影响生活。如果激素泼尼松剂量降至 5~10mg/ 天，也认为达到了治疗目标。治疗策略包括达标治疗和维持治疗两个阶段，先尽快达到治疗目标，然后选择合适方案长期维持疾病稳定状态。

各类药物都有其特点与局限性。溴吡斯的明适用于基础对症治疗，能缓解绝大部分患者症状，但长期使用可能出现疗效下降的情况。糖皮质激素仍是一线用药，可使 70%~80% 患者症状改善，但长期大剂量使用副作用风险高，如内分泌紊乱、骨质疏松、白内障等，因此不宜长期大剂量使用。

非激素类免疫抑制剂（包括他克莫司、吗替麦考酚酯、环孢素、硫唑嘌呤等）是目前常用的维持治疗药物，通常每 3~6 个月减量一次直至最低维持剂量，但可能导致骨髓抑制、肝肾功能损害等，部分药物还具有致畸和致瘤风险。靶向生物制剂如罗泽利昔珠单抗、艾加莫德、利妥昔单抗、泽卢克布仑钠、依库珠单抗等也可用于维持治疗。

（贺定贤　奚剑英）

11. 如果现在用药物治疗重症肌无力，以后还能做手术吗？

重症肌无力的药物治疗不会影响未来手术治疗的选择。目前常见药物治疗中，溴吡斯的明作为基础进行对症治疗，糖皮质激素具有强大的抗炎和免疫抑制作用，多数患者使用后症状能得到改善。对于合并胸腺瘤的重症肌无力患者，在通过药物治疗实现病情稳定后均应行胸腺切除术。

当部分重症肌无力患者出现药物治疗效果不佳时，也可能需要进行胸腺切除手术。对于非胸腺瘤乙酰胆碱受体抗体阳性全身型重症肌无力患者，如果年龄在 18~65 岁，可选择在疾病早期（确诊后 2 年内，最晚不超过 5 年）进行手术，能显著改善症状，减少激素和非激素类免疫抑制剂用量。

儿童及青少年重症肌无力患者需要特别考虑药物治疗对发育的影响，如出现生长迟缓等问题。如果医生评估后发现患者不适合药物治疗或毒副作用大、病情进展或多次复发，可考虑手术。眼肌型、抗体阴性重症肌无力患者在药物治疗效果不佳时也可考虑手术治疗。

需要强调的是，药物治疗后是否进行手术治疗并非仅由患者个人意愿决定，而需要医生结合疾病类型、严重程度、年龄、基础疾病和各项检查结果等情况综合判断。

（贺定贤　奚剑英）

12. 有哪些中医方法可以治疗重症肌无力？

中医在重症肌无力的治疗上，主要以经方和针灸治疗为主。

（1）**经方治疗：**经方治疗上，邓铁涛认为脾胃虚损是核心，以“补脾益损、升阳举陷”为原则，用补中益气汤加减治疗危象患者；李庚和提出以脾肾亏虚为根本，以补中益气汤为基础，兼肾虚、湿浊等证候加减；赵璞等以“脾肾”为核心，遵“益气健脾、温肾壮阳”之法，在补中益气汤基础上加味。熊继柏指出该病多属脾虚气陷证，以“益气举陷”为治法，以补中益气汤或益气聪明汤加减治疗。李发枝将其归为“痿证”，认为由脾肾俱损、督任失调所致，以“健脾补肾、调和督任”为治则，用三仙胶治疗。

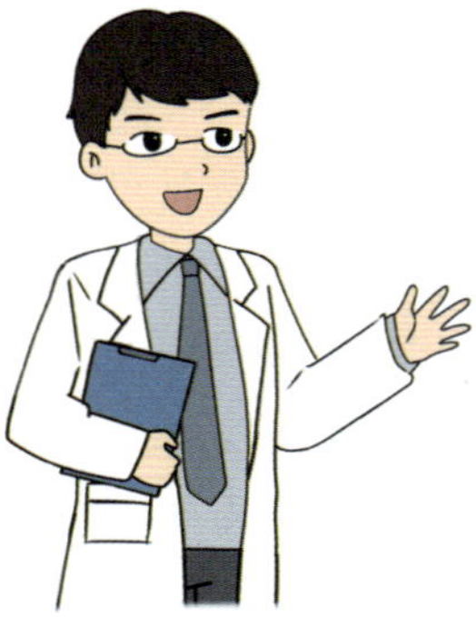

（2）**针灸治疗：**针灸治疗同样依托辨证思路。李家康从脏腑与经络出发，提出病位主在脾胃、涉及肝肾，且与阳跷脉、阴跷脉相关，采用针灸外调经络气血、中药内补脏腑的“外治内调”策略。梁繁荣认为脾肾虚损、气血不足致筋脉失养是病因，遵循“健脾益肾、补气养血、柔筋养筋”原则，取穴以任督二脉、阳明经、少阴经为主，辅以厥阴经，针刺以补法为主，酌情配灸法。杨菲则运用温针灸刺激特定穴位，疏通经络以促进气血循环及机体代谢修复，配合推拿增强疗效。

（贺定贤　奚剑英）

13. 可以使用中西医结合疗法治疗重症肌无力吗？

中西医结合诊疗模式是中国独有的诊疗方式，核心在于通过中西医优势互补，提升临床诊疗效果。

西医治疗重症肌无力主要针对疾病本身，着眼于快速控制症状。常用治疗方法包括胆碱酯酶抑制药、糖皮质激素、非激素类免疫抑制剂等，用于改善免疫紊乱，减少自身抗体产生。针对病情较重的患者，采用静脉注射免疫球蛋白、血浆置换等方式快速调节免疫状态。伴有胸腺瘤的患者则选择胸腺切除术治疗。西医治疗起效快、作用强度高，能在短期内稳定病情，帮助患者尽快改善症状，但对于久病、合并症多或难治性患者，可考虑结合中医治疗综合调整。

中医学的治疗则立足于“扶正祛邪、整体调节”，常用干预手段包括中药治疗（如复方汤剂、中成药）、非药物治疗（如针灸推拿、穴位贴敷等）以及运动疗法等。中医治疗起效相对较慢，但长期来看可帮助患者调节身体机能，降低疾病复发的风险。

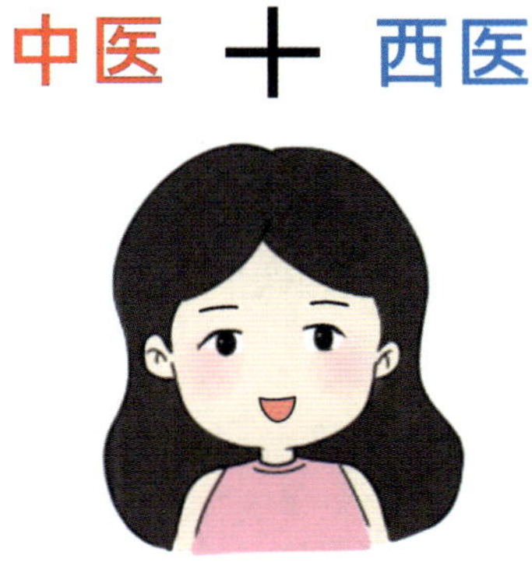

中西医两种治疗模式结合，可实现“治病与治人融为一体、局部治疗与整体调节相结合、针对病因病理与整体综合干预相衔接、近期目标与远期目标相统一”的效果，为患者提供更全面、更有效的治疗方案。

（贺定贤　奚剑英）

14. 治疗重症肌无力的费用，医保能报销吗？

重症肌无力的大部分治疗项目都在医保报销范围内，但报销比例、条件限制和自付金额差异较大，患者需要了解相关政策以合理规划治疗费用。

基本医疗保险覆盖的范围包括住院费用和门诊费用。住院费用（床位费、检查费、手术费、药品费、治疗费等）中符合医保目录规定的部分可按当地医保政策报销。门诊费用包含普通门诊、特殊病种 / 慢性病门诊。部分省市已将重症肌无力纳入医保门诊特殊病种或慢性病管理范围。在特殊病种 / 慢性病门诊发生的与该疾病直接相关的检查、治疗和药品费用，可以享受比普通门诊高的报销比例。需要注意的是，“门诊特殊病种”或“慢性病”待遇通常需要向当地医保部门申请办理相关手续，患者需提供诊断证明、病历资料等材料，经指定医院或医保部门审核通过后方能享受此待遇。

根据我国基本医疗保险药品目录的分类，相关药物分为甲类和乙类。参保患者在符合临床使用原则的前提下使用甲类医保药品，可按规定比例直接报销，流程简便且个人负担较低。乙类医保药品虽在医保覆盖范围内，但需先由个人支付一定比例费用，且通常需满足特定临床指征并经医疗机构审批备案后方可纳入报销（此为本书发表时的医保报销情况）。

具体医保药物名类以医保目录为准，以下仅供参考。

（1）甲类医保药物：溴吡斯的明、醋酸泼尼松、甲泼尼龙、硫唑嘌呤、环孢素、氨甲蝶呤、环磷酰胺等。

（2）乙类医保药物：他克莫司、吗替麦考酚酯、静脉注射免疫球蛋白、艾加莫德、依库珠单抗等。

（贺定贤　奚剑英）

15. 重症肌无力治疗期间需要定期复查哪些指标？

定期复查是保证治疗效果、守护治疗安全的“生命线”，重症肌无力患者需要定期监测疾病控制状态、药物副作用及胸腺术后情况。

（1）**疾病活动度，捕捉“波动信号”：**重症肌无力症状具有明显的波动性，建议患者进行自我病情及用药记录，定期复诊并进行重症肌无力量表评估。

（2）**监测药物副作用，保障治疗安全：**①激素用药期间需要监测血压、血糖、电解质、骨密度等指标；②传统免疫抑制剂用药期间，需根据医嘱定期检测血常规、肝肾功能、电解质、免疫功能、血糖、尿常规等基本指标，部分药物需要增加检测项目，如他克莫司需额外检测空腹他克莫司浓度（FK506），氨甲蝶呤需定期行肺部 CT 关注是否出现间质性肺炎等；③生物制剂，包括 FcRn 拮抗剂（如罗泽利昔珠单抗、艾加莫德）、补体抑制剂（泽卢克布仑钠、依库珠单抗、瑞利珠单抗）、靶向 B 细胞治疗（利妥昔单抗、泰它西普），治疗期间需常规监测感染风险以及免疫功能。

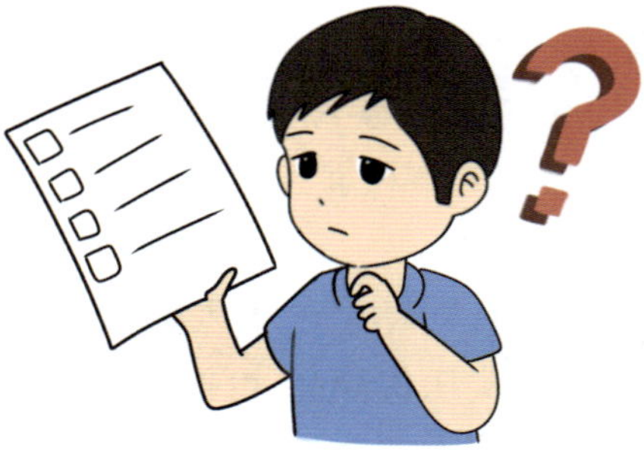

（3）**胸腺手术后监测，防范肿瘤复发：**若您接受过胸腺手术，术后前 2 年需要每 6~12 个月复查胸部 CT，随后每年复查胸部 CT。

（贺定贤　奚剑英）

16. 重症肌无力患者平时需要记录自己的病情吗？

对于重症肌无力患者而言，养成随时观察和记录症状变化的习惯很重要，可有效管理疾病，提高生活质量。仔细观察并记录症状的细微变化，既能让患者对自身病情做到心中有数，就诊时携带记录本也能帮助医生更准确地判断病情发展趋势。

重症肌无力最显著的特点是“波动性”，这种变化常常让人摸不清规律，也容易在就诊时因为记不清细节而遗漏重要信息。例如，患者想告诉医生“最近吞咽困难”，但如果没有详细记录，很难准确描述具体从何时开始、在什么情况下最明显、有无加重或缓解因素等关键信息。

因此，建议患者进行病情记录，重点记录以下几个方面。

（1）症状：包括何种症状，症状出现、持续时间，以及症状对日常生活的影响。

（2）用药情况：包括服药剂量、时间、种类、服药后症状缓解时间，以及有无不良反应等。

（3）重症肌无力日常生活活动能力量表（MG-ADL）：患者可通过定期填写量表进行自我评估，评分越高，患者主观上认为肌无力症状对其生活的影响越大。

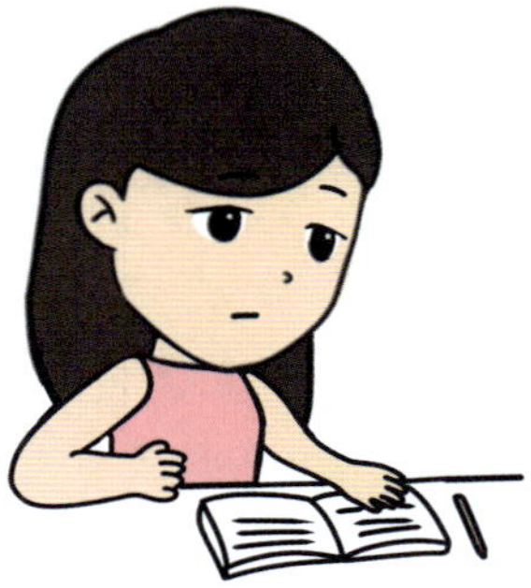

记录病情就像是给自己的健康“拍照存档”，让您和医生都心中有数，是战胜重症肌无力过程中一个简单却有效的方法。

（贺定贤 奚剑英）

17. 目前症状稳定，可以减少复诊的频率吗？

对于重症肌无力患者来说，即使目前症状稳定，也不建议自行减少复诊频率。定期复诊是确保病情长期稳定、预防复发和及时发现潜在问题的关键。

症状稳定说明当前治疗方案有效。但这并不意味着疾病已经“治愈”或可以放松警惕。重症肌无力是一种慢性自身免疫性疾病，病情具有波动性，即使在相对平稳的阶段也可能发生变化，感冒、过度劳累等因素都可能诱发症状加重；同时，长期用药可能对肝肾功能、血糖、骨密度等产生潜在影响，需要通过定期检查来及时发现。

医生会根据您的具体情况制订个体化随访计划。评估病情稳定后，医生会适当延长复诊间隔，比如从每 3 个月一次调整为每 6 个月一次，但这必须在专业医生指导下进行。

总之，“症状稳定”是坚持规范治疗和定期随访的结果，而不是停止随访的理由。建议您即使感觉良好，也应严格遵循主治医生建议的复诊计划。如希望调整随访频率，请务必在就诊时与医生充分沟通，由医生综合评估后决定。切勿自行判断、减药或取消复诊，以免造成病情反复或忽视药物副作用。

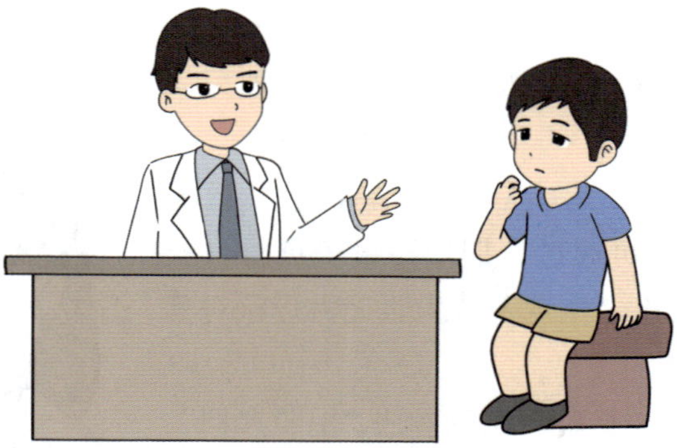

（袁画画　贺定贤　罗苏珊）

18. 重症肌无力的哪些情况可能提示病情加重？

重症肌无力是一种病情具有波动性的慢性疾病。即使症状稳定，患者和家属也应提高警惕，了解哪些情况可能提示病情正在加重，及时就医，避免发展为肌无力危象。

下面是可能提示重症肌无力加重的常见信号。

（1）**原有症状明显加重或频繁出现：**眼皮下垂比平时更严重，甚至遮住视线；看东西重影范围扩大或持续时间延长；面部肌肉无力加重，如表情减少、笑容不对称；咀嚼和吞咽困难加剧，容易呛咳；说话含糊不清、声音嘶哑或声音变小；四肢无力感明显加重，双手抬举费力、站起需要撑扶等。

（2）**出现新症状：**颈部肌肉无力，表现为抬头困难或坐位时头下垂；呼吸症状（最需警惕）：活动后或平躺时感觉气短、呼吸费力、呼吸浅快，胸廓起伏小、咳嗽无力，难以咳出痰液。这些都可能是呼吸肌受累的表现，提示可能出现肌无力危象，需立即就医。

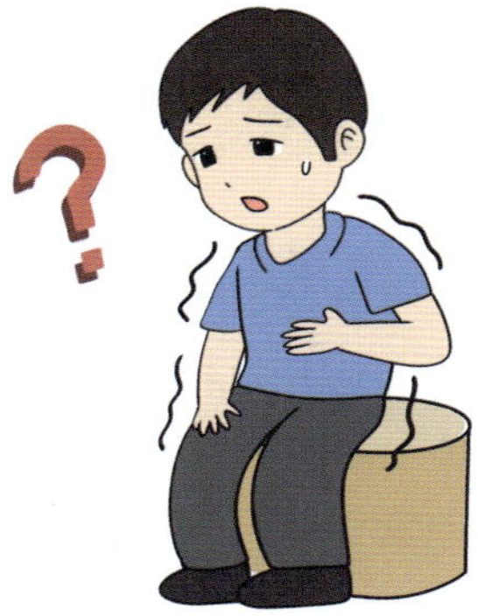

（3）**症状的"波动性"发生改变：**原有"晨轻暮重"的规律被打乱，晨起时即有明显无力感，或是症状加重所需时间缩短，活动耐力明显减退。

（袁画画　贺定贤　罗苏珊）

19. 重症肌无力的哪些情况可能危及生命？

大多数重症肌无力患者通过规范治疗能够有效控制症状、维持正常生活，但在某些特定情况下，病情可能会急剧恶化并危及患者生命安全。

（1）**危象：**①肌无力危象：最严重的并发症，也是直接威胁患者生命的首要原因。当呼吸肌严重受累时，患者会出现呼吸困难、气短、胸闷等症状，严重时可导致呼吸衰竭。危象征兆一旦出现，必须立即就医。②反拗危象：部分患者对常规治疗反应不稳定，容易在短时间内多次出现危象，治疗难度大，死亡风险高。③胆碱能危象：相对少见，通常由过量使用胆碱酯酶抑制药引起，与肌无力危象症状相似但原因相反，必须仔细鉴别。

（2）**严重肺部感染：**由于咽喉肌和呼吸肌无力，患者咳嗽排痰能力下降，容易继发肺部感染。严重感染不仅会加重呼吸负担，还可能诱发肌无力危象，形成恶性循环。

（3）**合并胸腺瘤：**约 10%~15% 的患者合并胸腺瘤，其良恶性需结合病理检查明确，对患者预后具有影响，需要在肌无力控制后及时手术治疗。

（4）**长期不合理用药**：长期不恰当使用大剂量糖皮质激素或免疫抑制剂，可能带来严重并发症，如严重感染、消化道出血、严重骨质疏松导致骨折等。

（袁画画　贺定贤　罗苏珊）

20. 有哪些因素会导致症状加重?

重症肌无力症状具有波动性，病情稳定期也可能因多种因素加重。了解并避免这些诱因对控制病情、预防恶化至关重要。常见因素包括：①**感染**，感染会激活免疫系统，使自身免疫反应增强，诱发或加重症状；②**药物因素**，某些药物可能加重肌无力，应在医生指导下慎用，如氨基糖苷类、大环内酯类、喹诺酮类抗生素；β受体阻滞剂、钙通道阻滞剂、部分抗心律失常药（如奎尼丁）；苯二氮䓬类、氯丙嗪等；③**情绪与精神状态**，情绪波动、精神紧张或长期压力过大可能导致症状加重；④**过度劳累**，长时间活动、睡眠不足等会使肌肉疲劳累积，导致无力症状加剧；⑤**激素波动**，女性患者在月经期、妊娠期、产后或更年期时激素水平变化，可能出现症状波动；⑥**高温环境**，高温可能导致"热敏感"，使肌无力暂时加重；⑦**手术与创伤**，外科手术、外伤等应激事件可能诱发病情加重，尤其在麻醉和术后恢复期需警惕；⑧**不当用药**，擅自减少或停用胆碱酯酶抑制药或免疫抑制剂可能导致症状"反跳"；胆碱酯酶抑制药过量可能引发"胆碱能危象"，表现为肌无力加重伴腹痛、流涎等。

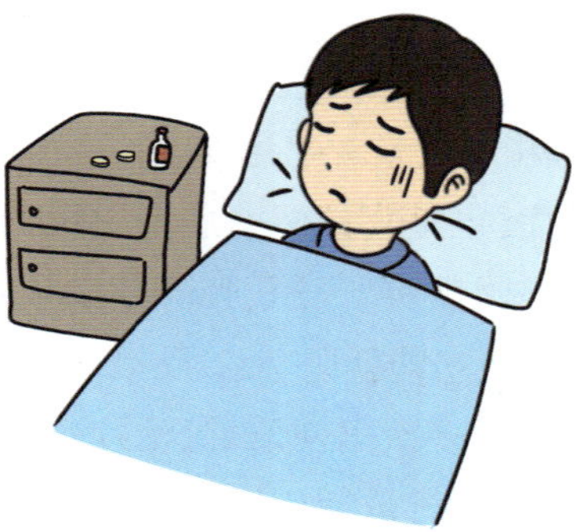

（袁画画　贺定贤　罗苏珊）

21. 症状加重后，是否需要更换治疗方案？

当重症肌无力症状加重时，需由专业医生综合判断是否调整治疗方案，切勿自行决定。症状加重是一个重要的信号，提示当前治疗可能不足以控制疾病活动，但更换治疗方案并非唯一选择。通常会从以下几个方面进行评估。

首先，排查诱因，对症处理。症状加重常由可逆的诱因引起，如感冒、发热、情绪紧张、过度疲劳、熬夜、使用可能加重病情的药物等，在这种情况下，首要任务是去除诱因。若诱因解除后症状明显改善，则原有治疗方案可能不需要更换，只需要加强监测和生活方式管理。

其次，评估病情严重程度和进展趋势。如果病情活动度显著升高或出现新症状，医生会评估是否发生“肌无力危象”。此时可能需要进行急性期治疗，如短期静脉注射免疫球蛋白或血浆置换，快速控制免疫反应并缓解症状；或调整现有药物。

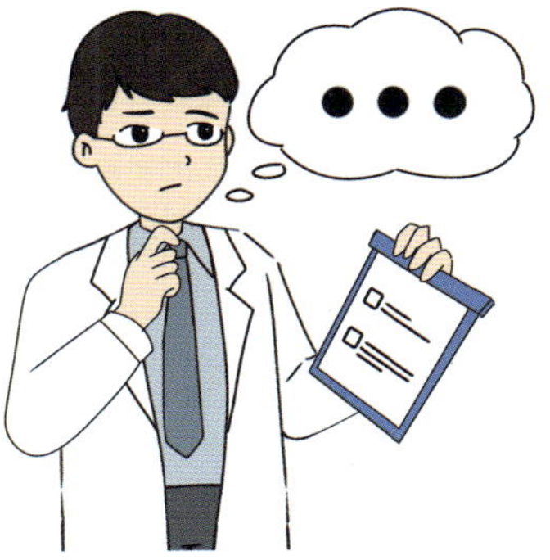

最后，若患者长期使用某种免疫抑制剂效果不佳或出现严重副作用、症状反复波动，医生可能会决定更换或引入新的治疗手段。

作为患者，症状加重时切勿自行调整药物或更换治疗方式。主动记录病情、及时就医、积极配合医生，医生会为您选择合适的治疗方案。

（袁画画　贺定贤　罗苏珊）

22. 出现呼吸困难时，有什么紧急处理方法？

“呼吸困难”可能是重症肌无力危象的征兆，这是危及生命的紧急情况，必须立即采取行动。肌无力危象是由于呼吸肌严重无力，无法维持足够的通气功能。常见前兆包括说话声音变小或含糊、咳嗽无力、吞咽呛咳、气短、呼吸浅快、烦躁不安，甚至口唇发紫。一旦出现这些症状，绝不能等待，必须迅速就医。

紧急处理时应立即拨打急救电话或前往最近医院的急诊科。在等待救援或送医过程中，让患者保持安静，采取半坐位或半卧位，避免平躺，以减轻呼吸负担。同时，保持环境通风，安抚患者情绪，避免紧张加剧氧气消耗。若患者咳痰困难，家属可轻拍患者背部帮助排痰。但切勿喂水或进食，以防因呛咳导致窒息。此外，准备好患者既往的病历资料，以便医生快速准确判断病情。继续原有药物方案，切勿自行加量，是否调整药物方案须由医生评估后决定。

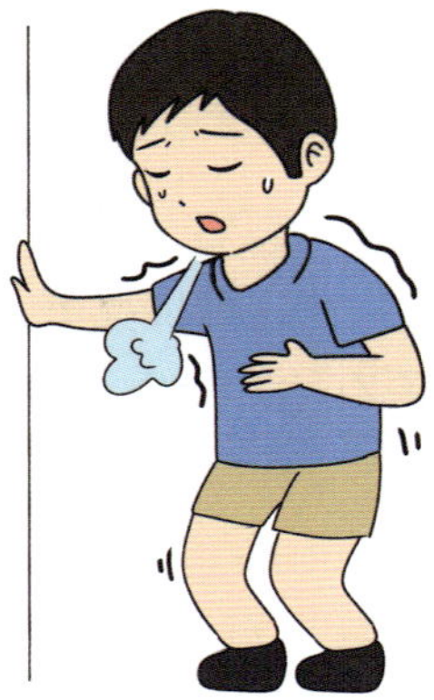

为预防危象发生，平时应该注意避免感染、疲劳、高温、情绪波动等，日常监测血氧变化。最重要的是，遵医嘱定期随访，与医生保持联系，提前了解应急处理流程。呼吸困难是重症肌无力最危险的信号，早一秒获得专业救治，就多一些康复的希望。

（衷画画　贺定贤　罗苏珊）

23. 症状急性加重时有哪些治疗方法?

重症肌无力急性加重，特别是发展为肌无力危象时，必须立即住院治疗，必要时在重症监护室进行密切监护。此时首要的治疗目标是快速控制免疫反应、维持呼吸循环稳定，并积极处理诱因。常见急性期的治疗方法如下。

靶向生物制剂如 FcRn 拮抗剂（如罗泽利昔珠单抗、艾加莫德）和补体抑制剂（如泽卢克布仑钠、依库珠单抗）可作为快速起效疗法，改善肌肉无力，且并发症较少。

静脉注射免疫球蛋白通常在治疗后 3~7 天内起效，安全性较高，适用于大多数患者，包括孕妇、老年人以及合并感染的人群。其优势在于无需特殊血液净化设备，操作简便，并发症较少。

另一种快速有效的治疗方法是**血浆置换**，通过清除血浆中的致病性物质，调节机体免疫环境，适用于病情危重、需要迅速缓解呼吸肌无力的患者。但该治疗需要专业的设备和操作团队，费用较高，且可能影响药物代谢，部分患者可能出现低血压、血钙降低或继发性感染等并发症。

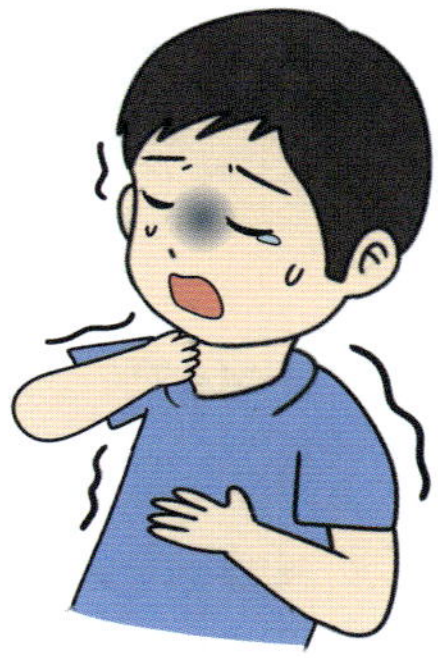

在免疫治疗的同时，**呼吸支持也**至关重要。如果患者出现呼吸衰竭，需及时给予气管插管、正压通气，以保障生命。

重症肌无力急性加重治疗是一个多手段协同的过程，强调“快、准、稳”。及时干预可显著改善预后，配合呼吸支持和全面护理，大多数患者能够度过危险期，逐步恢复。

（贺定贤　罗苏珊）

24. 肌无力危象是什么？

肌无力危象是指重症肌无力患者因神经肌肉接头信号传递障碍涉及呼吸肌群等而引发的急性呼吸衰竭危象，表现为进行性呼吸困难，胸闷、咳嗽无力、吞咽困难及缺氧相关症状。其发生通常有明确的诱因，常见的如感染（呼吸道感染如流感、肺炎，尿路感染或消化道感染等）、药物因素（自行减药、停药或使用了加重神经肌肉阻滞的药物，如氨基糖苷类抗生素）、生理应激（情绪剧烈波动、过度疲劳、手术创伤、高温环境等）、激素影响（月经期前、妊娠期、产后女性患者激素水平波动）等。

一旦怀疑发生肌无力危象，家属应立即拨打急救电话或前往最近医院的急诊科。在等待或就医途中应保持半卧位畅通气道，稳定患者情绪，及时清除口鼻分泌物并通过指尖血氧仪监测血氧。急性期治疗措施主要包括静脉注射人体免疫球蛋白、血浆置换、靶向治疗、机械通气支持及诱因控制等。肌无力危象虽然凶险，但通过及时识别和规范治疗，大多数患者可以成功度过危险期。患者和家属要提高警惕，了解危象的早期信号，坚持规范用药，避免诱因，并在症状加重时及时寻求专业医疗帮助。

（袁画画　贺定贤　罗苏珊）

25. 有哪些方法可以预防肌无力危象的发生?

通过科学规范的治疗和良好的自我管理,可以预防大多数危象。

第一,坚持规范治疗和定期复诊。按时按量遵医嘱服药,不随意停药;定期复诊,由医生评估病情、监测药物疗效和副作用,及时调整治疗方案,有助于维持病情长期稳定。

第二,积极预防和控制感染。感染是诱发危象最常见的原因。注意个人卫生,勤洗手,避免去人群密集、空气不流通的场所,尤其是在流感季节。一旦出现感冒、发热、咳嗽等症状,应尽早处理,必要时及时就医。

第三,避免诱发因素。避免过度劳累和熬夜,保证充足睡眠,合理安排工作与休息;保持情绪稳定,避免精神紧张、焦虑或情绪剧烈波动;避免高温环境,如不要长时间洗热水澡或蒸桑拿。

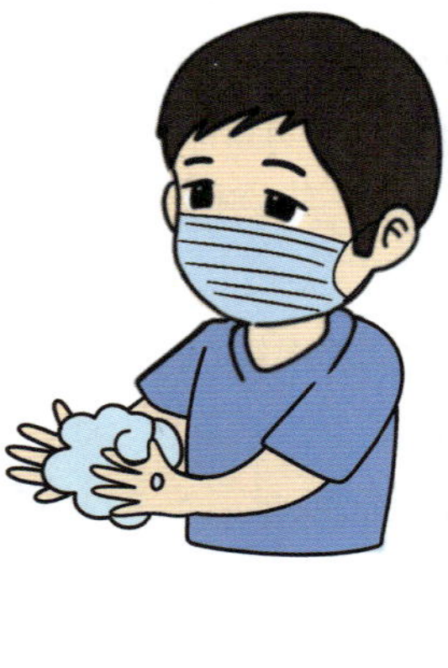

第四,做好自我监测和记录。平时注意观察自身症状变化,如出现眼皮下垂加重、吞咽困难、说话不清、呼吸费力等症状,应及时就医。家中可备脉搏血氧仪,定期监测血氧饱和度,了解呼吸功能状态。

最后,保持合理饮食、营养均衡,是维持身体整体健康和稳定病情的重要基础。建议摄入富含优质蛋白质的食物,如瘦肉、鱼、蛋、豆制品等,有助于维持肌肉结构和功能,减缓肌无力的进展。

(衷画画　罗苏珊)

26. 血浆置换安全吗?

血浆置换是重症肌无力治疗中一种高效且应用广泛的急性期治疗方法,尤其适用于病情急性加重、出现肌无力危象、术前快速改善肌力的患者。其原理是通过体外循环设备,利用离心或膜分离技术去除含有致病性自身抗体的血浆，从而快速清除体内的异常抗体，减轻其对神经肌肉接头的攻击。由于起效迅速，因此在抢救危重患者时具有重要价值。

血浆置换的整体安全性较高，通常在10~14天内置换3~6次。尽管如此，血浆置换仍然存在一定的风险。若出现低血压，通常通过调整置换速度或补充液体来缓解。此外，新鲜冰冻血浆可能引发过敏反应、发热或寒战等症状。由于置换过程会清除部分凝血因子，患者可能会有出血风险增加，因此有出血倾向或正在使用抗凝药物的患者需谨慎评估是否能够进行血浆置换。此外，少数患者还可能出现电解质紊乱，如低钙血症，表现为口周麻木或手足抽搐，如出现此种情况，医生会为您补钙以纠正低钙血症。

总体而言，血浆置换是一种相对安全、起效快、疗效确切的治疗选择。虽然存在一定风险，但其在挽救重症肌无力患者生命方面的获益通常远大于潜在风险，是治疗重症肌无力不可或缺的重要手段之一。

（衷画画　罗苏珊）

27. 哪些重症肌无力患者需要进行胸腺切除术？

胸腺切除手术是重症肌无力治疗中的重要手段之一，但并非所有患者都需要接受手术。是否进行胸腺切除，需由医生根据患者的年龄、抗体类型、临床分型、病情严重程度及是否存在胸腺异常等多方面因素综合评估后决定。

当重症肌无力患者发现合并胸腺瘤时，手术均有明确的指征。胸腺瘤是一种潜在的肿瘤性病变，即使患者的肌无力症状较轻，也应尽早进行手术切除，以消除肿瘤扩散或恶化的风险。这类手术通常安排在患者病情相对稳定、呼吸和吞咽功能尚可的情况下进行，以降低手术并发症的风险。术后，医生会根据病理结果判断肿瘤的性质和分期，决定是否需要进一步的放疗或化疗。

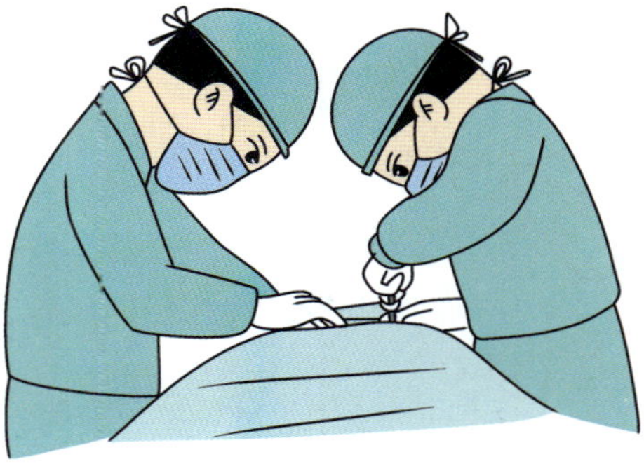

对于没有胸腺瘤但抗乙酰胆

碱受体抗体呈阳性的全身型重症肌无力患者，胸腺切除也是一种有效的治疗选择。特别是年龄在18至65岁之间的患者，在疾病早期（确诊后2年内，最晚不超过5年）进行手术，可以显著改善症状，减少对糖皮质激素等免疫抑制剂的依赖。

综上所述，胸腺手术是一项个体化治疗决策，需结合多学科评估。患者应与神经科和胸外科医生充分沟通，权衡手术的潜在获益与风险，制订最适合自己的治疗路径。

（袁画画　罗苏珊　储祥麟）

28. 胸腺切除术能为病情带来什么改变？

胸腺在重症肌无力的发病机制中扮演着关键角色。重症肌无力患者的胸腺常会有胸腺上皮的发育异常，造成自身免疫性的T与B细胞产生，最终导致异常抗体攻击骨骼肌。

胸腺切除术可为符合适应证的重症肌无力患者带来多方面获益。首先，**症状显著改善**：多数接受手术的患者的肌无力症状会减轻，日常活动能力提高。其次，**药物依赖程度降低**：多数患者在术后可逐步减少糖皮质激素和免疫抑制剂的用量。再次，**缓解率提高**：接受过胸腺切除的患者的临床缓解率（即无需用药也能维持正常肌力）显著高于仅接受药物治疗的患者。此外，对于胸腺瘤患者，手术不仅能改善重症肌无力症状，更重要的是**彻底切除肿瘤组织，防止其局部侵袭或恶性进展**。最后，胸腺切除术后存在发生**肌无力危象**的风险，可能导致呼吸困难甚至需要机械通气（如气管插管）。为预防这一严重并发症，医生通常会在术前优化患者病情，确保肌力稳定；术中对于适用的患者优先采用微创技术以减少创伤；术后在重症监护室密切监测患者呼吸功能，并根据需要给予短期免疫调节治疗。尽管存在短期风险，但总体而言，对于适合手术的患者，胸腺切除的长期获益远大于风险。

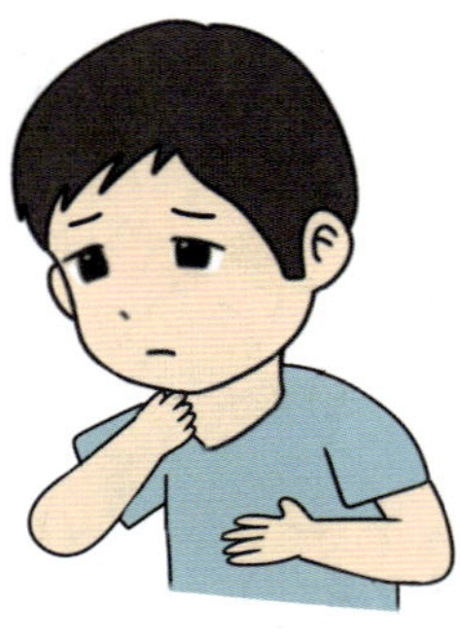

（袁画画　罗苏珊　储祥麟）

29. 胸腺切除术是怎么做的？是微创还是开胸？

胸腺切除术是治疗重症肌无力患者，特别是合并胸腺瘤或胸腺增生患者的重要手段。随着外科技术的发展，手术方式已从过去创伤较大的传统开胸手术，逐步发展为以微创技术为主流的现代术式，大大提高了患者的安全性和术后生活质量。

过去，胸腺切除主要采用经胸骨正中切开入路。这种术式虽然视野开阔，能彻底清除胸腺组织及周围可能含有异位胸腺细胞的脂肪组织，但创伤大、术后疼痛明显、恢复时间长。因此，目前这种传统开胸方式较少作为首选，多用于肿瘤较大、侵犯周围组织或经微创手术难以完整切除的复杂病例。

如今，大多数患者可以选择微创胸腺切除术。常见的微创术式包括以下两种。

（1）**电视胸腔镜手术：**是目前应用较广的微创方法。医生通过在患者侧胸肋间或剑突下做微小切口，插入摄像头，在高清屏幕的引导下完成胸腺的切除，适用于大多数胸腺增生或未侵犯周围重要组织的胸腺瘤患者。

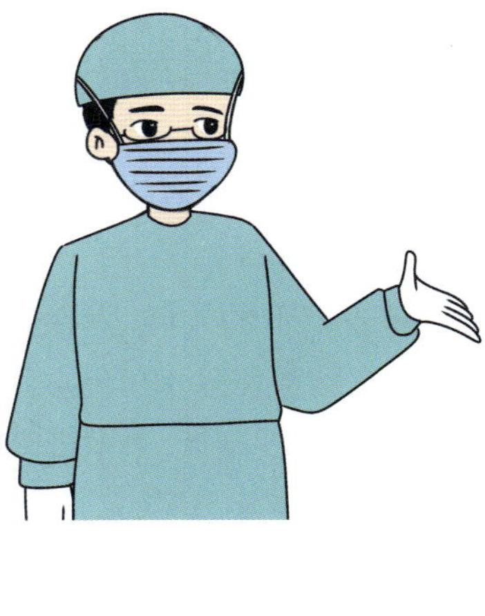

（2）**机器人辅助胸腺切除术：**是近年来发展起来的先进技术，医生在控制台操控机械臂进行操作，十分灵活，特别适合在狭小的纵隔空间内进行复杂操作。虽然费用相对较高，但其微创性和精准性可以为患者带来更好的术后体验。

（袁画画　罗苏珊　储祥麟）

30. 胸腺切除术风险大吗？

胸腺切除术是治疗重症肌无力的重要手段，是否进行手术，需在医生指导下权衡获益与风险。总体而言，胸腺切除术的严重并发症发生率较低。现有常见的手术方式如胸腔镜或机器人辅助手术，创伤小、恢复快，大大降低了传统开胸手术带来的风险。

然而，任何手术都存在潜在风险，胸腺切除术可能的并发症包括：①**术中风险**，如出血、周围组织（如神经、血管、心包）损伤，尤其是喉返神经损伤可能导致术后声音嘶哑，但发生率较低，并且通常可以恢复。②**术后并发症**，包括肺部感染、肺不张、心律失常、乳糜胸（淋巴液漏出）等。胸腺切除术后存在发生肌无力危象的风险，为了预防这一并发症，医生会在术前和术中做好充分的准备，避免肌无力危象的发生，术后若发生肌无力危象会及时处理，请您切勿恐慌，积极配合。③**麻醉风险**，重症肌无力患者对麻醉药物较敏感，麻醉管理要求较高，一般会由经验丰富的麻醉师进行。④**切口感染或愈合不良**，多见于经颈部或开胸入路，但发生率不高。对于合并胸腺瘤的患者，手术不仅能改善肌无力症状，更重要的是切除肿瘤，防止其进展，获益远大于风险。

（衷画画　罗苏珊　储祥麟）

31. 老年重症肌无力患者能做胸腺切除术吗？

老年重症肌无力患者是否能进行胸腺切除术，需要根据患者的具体情况进行个体化评估。

65 岁以下的人群，胸腺更加活跃，从而导致疾病活动性增加。这类患者尽早进行胸腺切除术可能取得更好的治疗效果。随着年龄增长，胸腺会自然萎缩，免疫活性降低，手术带来的症状改善效果可能不如年轻患者显著，因此，65 岁以上的老年患者，尤其是没有胸腺瘤的，通常不属于胸腺切除术的常规推荐人群。同时，老年患者常合并高血压、糖尿病、心肺功能下降等基础疾病，对手术和麻醉的耐受性较差，术后恢复较慢，出现并发症的风险相对较高。

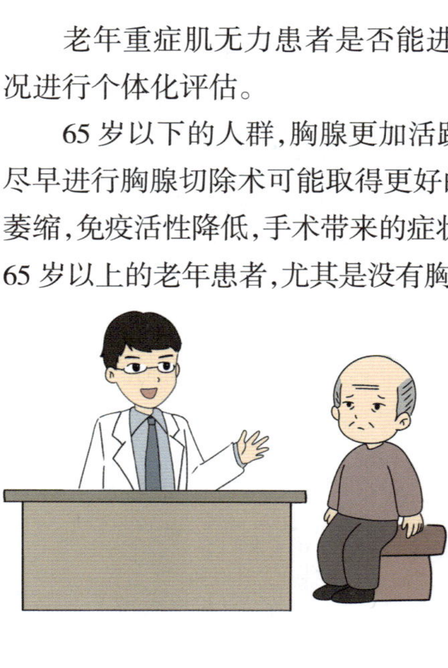

然而，如果老年患者合并胸腺瘤，则建议进行手术。由于胸腺瘤具有潜在的生长和侵袭风险，其可能会

压迫周围组织或发展为恶性，因此手术切除的获益远大于风险。即使患者年龄较大，只要经过全面评估，心肺功能良好，能耐受手术，仍可考虑在微创技术下进行切除。此外，对于部分病情严重、药物控制不佳、反复加重的老年患者，若经过多学科评估认为手术有望显著提高生活质量、减少药物依赖，也可考虑手术。近期有研究表明，胸腺切除术也可用于治疗老年重症肌无力患者，尤其是在症状出现后早期进行。

（袁画画　罗苏珊　储祥麟）

32. 如果胸腺没有明显异常，手术是否仍可能改善症状?

即使胸腺没有明显异常，对于特定类型的重症肌无力患者，胸腺切除术仍然能显著改善症状。

首先，对于年龄在 18 至 65 岁之间的抗乙酰胆碱受体抗体阳性的全身型重症肌无力患者，建议在疾病早期（确诊后 2 年内，最晚不超过 5 年）进行胸腺切除术。其次，对于药物治疗无效的眼肌型重症肌无力、药物副作用大或病情反复的儿童青少年重症肌无力，以及抗体阴性但药物治疗效果不佳的患者，在特定情况下也可考虑手术，这类患者即使术前胸腺影像未见异常，术后仍可获得显著临床获益，包括：症状明显改善、肌无力发作减少、对糖皮质激素和免疫抑制剂的依赖显著降低。

因此，对于部分胸腺没有明显异常但符合胸腺切除术适应证的患者，手术也可以改善症状。胸腺切除术能够改善长期预后、减少药物负担。最终决策应由神经科与胸外科医生共同评估后做出。

（袁画画　罗苏珊　储祥麟）

33. 胸腺切除术后多久能看到效果?

胸腺切除并不是直接“修复”肌肉力量，而是通过切除异常免疫反应的“源头”——胸腺组织，减少攻击神经肌肉接头的自身抗体，帮助身体逐步重建正常的免疫平衡来达到治疗效果。这个免疫系统的“重置”需要时间。因此，胸腺切除术的效果通常不会立竿见影，而是一个逐步显现、持续改善的过程。

大多数患者在术后几个月就能感受到症状好转，所需药物的剂量也会减少。

手术恢复时间和程度个体差异较大，其受多种因素影响，包括年龄（年轻患者通常恢复更快）、病情类型（全身型获益更明确）、抗体状态（抗乙酰胆碱受体抗体阳性者效果更显著）、病程长短（早期手术效果更好）以及是否合并胸腺瘤等。

接受胸腺切除术后，请您保持耐心和信心。这不是一场“短跑”，而是一场“马拉松”。虽然效果不会马上出现，但对于符合条件的患者来说，这是一项能够显著改善长期预后、减少药物依赖、提高生活质量的重要治疗措施。坚持随访，积极配合，您会逐步看到治疗带来的积极变化。

（袁画画　罗苏珊）

34. 胸腺切除术的恢复期大概是多久？

胸腺切除术包含多种术式，由于不同术式的创伤程度不同，因此其恢复周期也有差异。

电视胸腔镜手术是一种微创手术，创伤小，患者术后恢复较快。通常情况下，术后住院1~3天，待疼痛可控、呼吸功能良好即可出院。手术切口一般在术后3~5天初步愈合，疼痛感也相对较轻。术后4~6周内应避免提重物和剧烈运动，之后可逐步恢复正常活动。

相比之下，**经胸骨胸腺切除术**创伤相对较大，因此，恢复时间更长。术后通常需要住院4至6天，甚至更久，以确保胸骨稳定、伤口愈合良好。切口初步愈合需7天左右，但胸骨的完全坚固需要数月。在此期间，应严格避免任何可能对胸部造成冲击或需要上肢用力的动作（包括推、拉、提重物等），以免影响胸骨愈合。

需要强调的是，无论哪种术式，术后都应遵循医嘱，按时复查，注意伤口护理，预防感染，并根据自身恢复情况逐步增加活动量。胸腺切除术对重症肌无力的长期疗效通常在术后数月到数年内逐渐显现，术后仍需继续规范的药物治疗和随访。请您与外科和神经科医生保持沟通，制订个性化的康复计划。

（还逭）

35. 胸腺切除术后还需要继续吃药吗?

绝大多数患者在术后仍需继续服药,不能立即停药,但长期来看,药物有可能逐步减量甚至停用。

很多患者以为手术切除了“病根”,症状就会立刻消失,可以马上停药。但如前所述,胸腺切除术带来的“免疫重置”需要时间,且体内现有抗体不会立即清除,肌力恢复是一个缓慢的过程。在术后早期,您仍需继续服用术前使用的药物,如胆碱酯酶抑制药来改善肌无力症状,以及糖皮质激素和/或免疫抑制剂来控制免疫反应。医生会根据您的恢复情况,定期评估肌力、肺功能和药物副作用,在确保病情稳定的前提下,谨慎地、逐步地减少药物剂量。

除了继续使用治疗重症肌无力的药物外,胸腺瘤或胸腺癌的患者还可能需要进行化疗,医生会根据肿瘤的分期情况决定具体的化疗方案。此外,术后疼痛还可能诱发肌无力危象,医生可能会应用安全的镇痛药物。

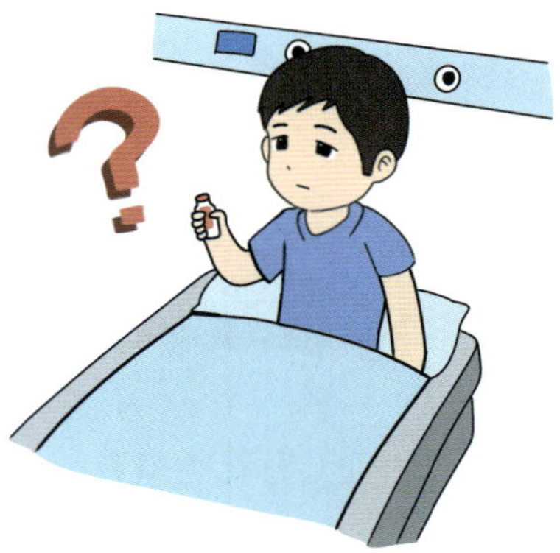

总结来说,胸腺切除术不是“一劳永逸”的治愈手段,术后仍需坚持用药并定期随访,切勿自行调药。医生会帮助您安全地减少用药,实现最小药物依赖或完全停药,提高生活质量。请保持耐心,积极配合随访,您会看到积极的变化。

(还道)

36. 胸腺切除手术前后有什么注意事项?

(1)**术前注意事项:**保持病情稳定至关重要。请您继续遵医嘱服用药物,切勿自行停药或减量。术前会进行全面心肺功能检查。建议术前戒烟;适当进行呼吸功能锻炼,如深呼吸、咳嗽训练,有助于术后排痰。此外,保持良好营养和心态，避免感冒或劳累。

（2）**术中与术后早期（住院期间）**：由于麻醉和手术应激可能诱发肌无力波动，医生会继续使用相关药物，并可能需要短期呼吸支持。术后第一天可在医护人员指导下尝试坐起或下床活动，促进恢复。饮食从流质逐步过渡到正常饮食，避免呛咳。伤口需保持清洁干燥，观察有无红肿和渗液。

（3）**术后居家恢复期**：出院后恢复期内避免提重物、剧烈运动、用力咳嗽或大笑，以防影响切口愈合。若为开胸手术，更需注意胸骨保护。定期复查，医生会根据恢复情况逐步调整药物剂量，不可骤然停药。注意观察是否有发热、呼吸困难、声音嘶哑、伤口异常等症状，及时就医。保持良好作息，均衡营养，适度活动，增强体质。

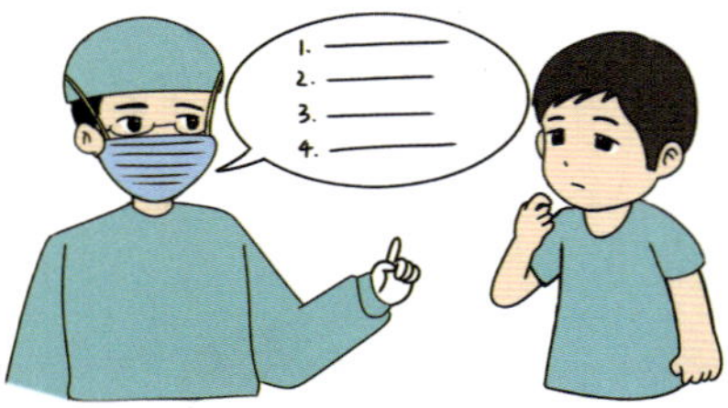

总之，术前稳定病情、充分准备；术后科学护理、规律随访，是确保手术成功和长期获益的关键。医护人员会全程为您保驾护航。

（还道）

37. 重症肌无力女性患者可以怀孕吗？

重症肌无力女性患者可以怀孕，但必须建立在病情稳定、经过专业评估并做好计划的基础上。怀孕对重症肌无力患者而言是一项重要挑战，需要神经科与产科医生共同管理。

重症肌无力并不影响生育功能，也不直接遗传，仅存在轻微遗传倾向性。若父母中有一方患病，子女患病的概率大约为 1%，相较于生活中面临的其他健康风险，该疾病的遗传概率极低。应注意的是，若母亲患病，其体内的致病抗体可能经胎盘和脐带传递给胎儿，导致 10%~20% 的新生儿在出生后可能出现暂时性的肌无力症状，但通常可自行消退。

此外，妊娠与分娩过程也可能对患者的病情造成一定影响。部分研究显示，在怀孕期间，约 48% 的患者病情较为稳定，20% 的患者症状改善，但仍有 34% 的患者可能出现病情加重，尤其在妊娠初期及产后阶段更为明显。这种病情的波动可能与体内激素水平变化、免疫调节机制改变以及分娩过程中的体能消耗等多种因素相关。

因此，建议您在计划怀孕前，与神经科和产科医生进行详细咨询和风险评估，制订个体化的孕前、孕期和产后管理方案。孕期需密切监测肌力、肺功能和胎儿发育，分娩方式也需提前规划。

总之，重症肌无力的女性患者可以怀孕，但只有在病情稳定、充分准备、全程监护的前提下，才能最大程度保障母亲和宝宝的健康与安全。

（还逍）

38. 重症肌无力患者如何备孕？

对于患有重症肌无力的育龄期女性而言，科学、规范的备孕管理不仅能最大程度保障母亲的健康，也有助于胎儿的顺利发育与安全出生。

评估当前疾病控制状态是决定是否适合怀孕的核心。理想情况下，建议患者在病情稳定超过 6 个月，且处于临床缓解或仅有轻微症状的状态下考虑妊娠。建议在怀孕前检查甲状腺功能和甲状腺自身抗体。此外，医生还会对患者的全身状况和妊娠相关的生理指标进行综合评估，确保身体处于最佳状态迎接新生命。

其次，药物安全性评估与调整是备孕阶段的关键环节。溴吡斯的明和低剂量泼尼松通常被认为孕期使用相对安全；而氨甲蝶呤、吗替麦考酚酯等免疫抑制剂具有明确的致畸性，必须在计划怀孕时提前 4 至 6 个月停用。医生会根据病情选择相对安全的替代药物来维持疾病稳定。此外，对于男性重症肌无力患者，若正在使用环磷酰胺，因其可能影响精子质量与发育，建议在计划怀孕前至少停药 3 个月，以保障精子质量。需要特别强调的是，切勿自行停药或减药，以免病情加重甚至发生肌无力危象。

最后，对于胸腺切除术，一般不建议在妊娠期间进行。若患者存在胸腺瘤或胸腺增生等需手术干预的指征，应尽量在孕前完成手术，并给予足够的恢复时间（6 个月以上）再开始备孕。通过多学科协作、科学用药和充分准备，绝大多数重症肌无力患者都能顺利实现健康孕育的目标。

在有生育计划之初，您可以尽早与神经科医生及产科医生进行沟通，共同制订个体化的备孕及孕期管理方案。

（还逍）

39. 重症肌无力患者怀孕期间病情会加重吗?

妊娠对重症肌无力病情的影响存在较大的个体差异,大部分重症肌无力患者怀孕后不会出现显著恶化。

值得注意的是,病情加重的风险并非均匀分布在整个孕期。研究发现,孕早期(妊娠的前3个月)和产后早期(产后0~3个月)是病情波动的高风险期。这两个阶段的生理变化剧烈,激素水平剧烈波动,免疫系统显著重塑,以及心理和生理压力增加,这些因素都可能打破原有的免疫平衡,诱发或加重肌无力症状。因此,在这两个关键时期,患者需要更加密切地监测自身状况,如出现症状波动,应及时就医。

妊娠中晚期(尤其是孕28~32周)部分患者的症状反而可能有所缓解。这一现象被认为与胎儿产生的甲胎蛋白有关。甲胎蛋白在此阶段达到峰值并维持较高水平,它具有一定的免疫调节作用,能够抑制抗乙酰胆碱受体抗体与其神经肌肉接头受体的结合,从而减轻神经信号传递的障碍,使肌无力症状得到改善。然而,这种"保护性"作用在分娩后消失。产后机体迅速恢复到以促炎反应为主的免疫状态,同时激素水平骤降,导致免疫系统重新活跃,因此产后3个月内部分患者会面临病情复发或加重的风险,应特别警惕。

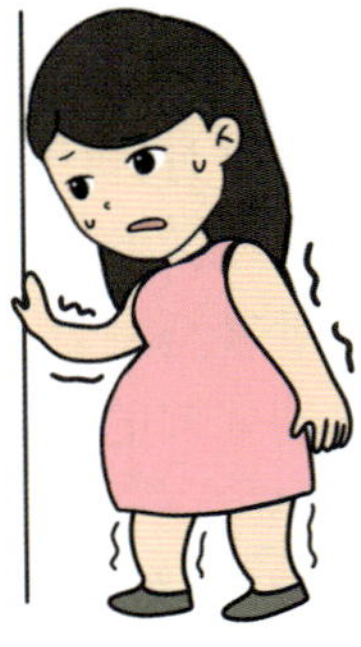

一旦在孕期或产后出现病情加重,须立即到神经科就诊。治疗首选静脉注射免疫球蛋白或血浆置换,兼顾起效快与母婴安全。糖皮质激素也可在医生指导下谨慎使用。总之,虽然妊娠期存在病情波动的可能,但通过孕前充分准备、孕期规律随访、识别高风险期并及时干预,绝大多数患者都能平稳度过孕期,顺利迎接新生命。

(还道)

40. 重症肌无力患者怀孕期间能继续用药吗?

控制母体的肌无力并确保病情稳定,是保障胎儿安全发育的前提。孕期可在医生指导下继续用药，擅自停药可能导致病情加重或出现危象，危及母婴安全。

目前常用的重症肌无力治疗药物中，许多在孕期具有较好安全性。例如，溴吡斯的明相对安全，不会增加胎儿畸形风险，通常建议继续服用以控制症状。糖皮质激素虽可能增加妊娠糖尿病、高血压、骨质疏松或胎儿生长受限等风险，但其在控制病情方面作用显著。在免疫抑制剂方面，选择需更加谨慎。硫唑嘌呤总体安全，但存在争议。环孢素和他克莫司无明显致畸作用，但其与妊娠糖尿病和高血压、早产及低体重新生儿风险增加相关，使用期间需进行密切监测。氨甲蝶呤、吗替麦考酚酯和环磷酰胺具有致畸作用，需在备孕前数月停用。此外，对于急性加重期，静脉注射免疫球蛋白和血浆置换是孕期相对安全且有效的治疗手段。依库珠单抗在乙酰胆碱受体抗体阳性难治性全身性重症肌无力孕妇中疗效良好，但证据尚不充分，需谨慎评估使用。

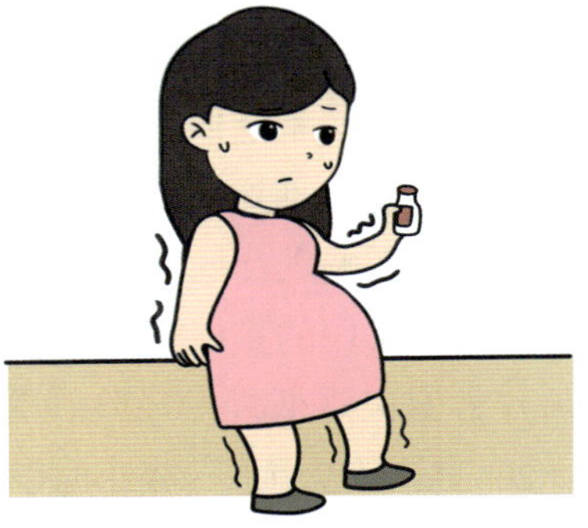

总之，怀孕期间重症肌无力患者可以用药。关键在于与神经科和产科医生保持密切沟通，制订个体化用药方案，定期复查，确保在有效控制病情的同时，将药物对胎儿的潜在影响降至最低。

（还逍）

41. 重症肌无力患者应该选择哪种分娩方式？

对于患有重症肌无力的准妈妈来说，选择何种分娩方式是孕期最关心的问题。分娩方式的选择主要取决于产科因素，而非肌无力本身。很多人误以为重症肌无力会导致分娩无力，只能剖宫产，但实际上，分娩的主要力量来自不受该病影响的子宫平滑肌，而非骨骼肌。

目前，对于基本情况稳定的重症肌无力产妇，在无产科禁忌的情况下推荐正常分娩（顺产）。这是因为剖宫产术本身是一种应激，阴道分娩对母体的整体创伤较小，术后恢复更快，感染等并发症风险相对较低，更有利于产后早期的母婴互动和康复。当然，如果分娩的时间过长，孕妇就会疲劳，为避免产程过长和胎儿缺氧，可能需要产钳等助产手段或剖宫产。

重症肌无力母亲分娩的新生儿可能出现短暂性肌无力，常表现为吸吮力弱、喂食及吞咽困难、四肢肌张力减弱、哭声无力、动作减少等，故产后应密切观察，一旦发生立即转移至新生儿监护室。大多数新生儿肌无力症状非常轻微，无需特殊治疗，若症状加重，建议进行静脉注射免疫球蛋白或血浆置换以快速缓解症状。

（还逍）

42. 重症肌无力患者哺乳期可以喂奶吗？

绝大多数重症肌无力患者在产后是完全可以进行母乳喂养的。这不仅为新生儿提供理想营养，更有助于母婴情感的建立及母亲产后身心的恢复。该疾病不影响乳汁的分泌或质量，哺乳禁忌主要取决于药物安全性。

多种常用的重症肌无力治疗药物在哺乳期相对安全，建议您产后继续原治疗方案以降低复发风险。例如，小剂量泼尼松（$<$20mg/d）可正常哺乳，若$\geq$20mg/d，可以将服药 4 小时以内的乳汁弃去，服药后 4 小时再进行哺乳。硫唑嘌呤、他克莫司、环孢素等免疫抑制剂在乳汁中的浓度极低，因此哺乳期也可以继续使用。生物制剂方面，利妥昔单抗的分子量大，进入乳汁量极少，也属安全。但需避免使用吗替麦考酚酯、氨甲蝶呤和环磷酰胺，这些药物可能抑制婴儿免疫，因此服用这些药物的母亲不建议进行母乳喂养，若您正在服用且希望哺乳，请与医生商讨替代方案。

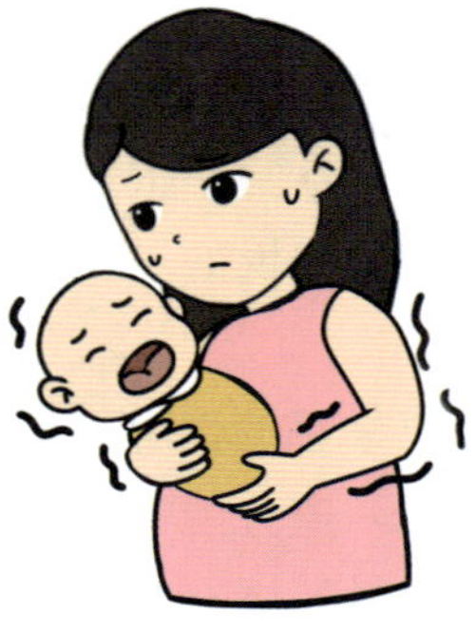

此外，无论是否哺乳，产后 3 个月是重症肌无力病情波动的高风险期。若发生急性加重，可安全采用静脉注射免疫球蛋白或血浆置换，不影响哺乳。

因此，重症肌无力的患者在产后，请与医生详细沟通用药方案，制订安全的哺乳计划。在多数情况下，重症肌无力妈妈完全可以享受母乳喂养这份珍贵的亲子时光。

（还逍）

第三章　重症肌无力患者常常关注的用药问题

1. 药物治疗重症肌无力能根治吗？

目前临床上应用的药物还难以根治重症肌无力。重症肌无力本质上是一种慢性自身免疫性疾病，因为免疫系统“认错了敌人”，错误地产生了攻击自身神经肌肉连接处的抗体，阻碍了正常神经信号的传递，从而导致肌肉无力。现有的药物，如免疫抑制剂、靶向生物制剂等，主要通过抑制或调节异常的免疫反应，减少异常自身抗体的产生，从而控制症状。但这些药物并不能彻底清除体内所有异常抗体或异常免疫细胞，因此很难实现完全根治。

虽然无法完全根治，但规范的治疗可以让大多数患者的症状得到良好控制。重症肌无力的治疗目标是：症状长期稳定，症状尽可能轻微，每日糖皮质激素（以醋酸泼尼松为例）维持剂量≤5mg，且不良反应轻微。达到这些标准，意味着疾病可以长期处于轻微、稳定的状态，患者可以正常工作和生活。

（赵芮　宋捷）

2. 药物治疗重症肌无力大概多久能起效？

不同药物起效时间因药物类型和个体差异而存在差别。

（1）溴吡斯的明：多数患者服用后 30 分钟内可起效，药效维持 3~4 小时，主要用于快速改善肌无力症状。

（2）糖皮质激素：口服糖皮质激素是重症肌无力的一线治疗药物，起效相对较快。糖皮质激素治疗的起效时间通常在 2~4 周。

（3）非激素类免疫抑制剂：此类药物通常起效较慢，但有助于长期控制病情，减少复发，降低激素用量。

1）硫唑嘌呤：起效较慢，通常需要 3~6 个月起效，1~2 年后可达最佳效果。

2）他克莫司：起效相对较快，通常为 1~3 个月。

3）吗替麦考酚酯：通常 3~6 个月起效。

4）环孢素：通常 3~6 个月起效。

5）环磷酰胺：适用于其他非激素类免疫抑制剂治疗无效的难治性及伴胸腺瘤的重症肌无力，通常 6~12 个月起效。

（4）靶向生物制剂：①FcRn 拮抗剂通常起效快，被归为“快速起效疗法”。通常在首次用药后第 7~8 天就可观察到 IgG 水平显著下降，并伴随病情改善，大多数患者在 2 周左右时，症状评分可有显著改善。②补体抑制剂适用于乙酰胆碱受体（AChR）抗体阳性的全身型重症肌无力患者，多数患者在治疗后 2~4 周可观察到症状减轻，部分患者从治疗第 1 周起即可观察到症状评分的改善，约 4~6 周时病情改善更加明显。③靶向 B 细胞治疗，如利妥昔单抗，通常在治疗约 3 个月后可见症状改善。

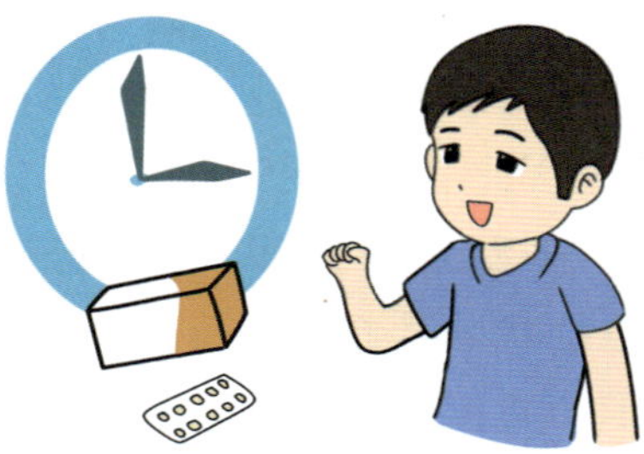

需要注意的是，药物起效时间只是平均范围，每位患者的反应可能存在差异。请在医生指导下用药，并定期复查，综合判断药物是否起效，以便及时调整治疗方案，获得最佳疗效。

（赵芮　宋捷）

3. 医生开的药应该怎么吃？饭前还是饭后？

重症肌无力常用的口服药物包括溴吡斯的明、糖皮质激素和非激素类免疫抑制剂。

（1）溴吡斯的明：成年患者初始剂量通常为 60mg（1 片）口服，每日

3~4 次，每天最大剂量不超过 480mg（8 片），可根据症状和药效个体差异进行服药时间调整。例如有吞咽困难的患者，可在进餐前 30~60 分钟服药，便于控制症状。

（2）糖皮质激素：建议早餐后一次性顿服（不是分次服用）。因人体早晨 7~8 点为天然激素分泌高峰，清晨服药可与体内节律同步，减少夜间服药带来的不良反应。

（3）免疫抑制剂：①硫唑嘌呤：应用硫唑嘌呤治疗时一般从小剂量开始，维持剂量通常为每天 2 次，每次 50mg。随餐或餐后用足量水吞服，不宜掰开或者弄碎；②他克莫司：常用剂量为每天 2~3mg，分 2 次服用，餐前 1 小时或餐后 2~3 小时服用，两次间隔在 11~13 小时最佳，以使药物达到最大吸收和利用；③吗替麦考酚酯：常用剂量为 1.0~1.5g/d，每日分 2 次空腹服用，餐前 1 小时或餐后 2 小时服用，建议固定时间服用；④环孢素：通常按 3~6mg/kg 每天口服，在使用过程中需要密切监测血药浓度，餐前 1 小时或餐后 2 小时服用，建议固定时间服用。

（赵芮 宋捷）

4. 如果漏服药物，需要补吃吗？

重症肌无力治疗药物须严格按照医生处方的剂量和频率服用。如有漏服，可参考以下常见药物的初步处理原则（仅供参考，具体药物需与医生确认）。

对于糖皮质激素，每日服用 1 次的患者，若在当日发现漏服，应尽快补服，如在次日发现了漏服，则直接按正常时间服用，不需要加倍；隔日服用 1 次的患者，如果当日或次日发现了漏服，可尽快补服，后续服药时间按照补服的时间顺延。

对于非激素类免疫抑制剂，发现漏服时距下次服药时间大于 6 小时，尽快补服原剂量；距离下次服药时间小于 6 小时，按原计划服用下一次，不要加倍。

在重症肌无力的治疗过程中，避免漏服药物的小技巧如下。

（1）固定时间：设置固定服药时间，并在日历上做好标记。

（2）显眼位置：将药物和用药记录放在显眼位置，如门口、床头。

（3）闹钟提醒：可以用手机定闹钟或使用专门的服药提醒 APP 提醒自

己按时吃药。

（4）分装药盒：提前按天分装药物，出门时随身携带。

（5）家人协助：对于记忆力不好的患者，让家人帮助提醒和确认患者的服药情况。

（赵芮　宋捷）

5. 我现在症状较轻，可以先不吃药观察吗？

如果已经出现重症肌无力的症状，即使目前感觉较轻，仍应尽早就医，由专业医生评估制订治疗方案，不建议自行观望。

重症肌无力常在发病后的1~2年内进展较快，轻度局部症状（如眼睑下垂等）也可能在短时间内发展为全身受累，特别是感染、疲劳等因素都可能让病情迅速加重。极少数患者单独使用溴吡斯的明可使症状缓解，大多数患者仍需要免疫治疗才能有效控制病情。因此对于出现肌无力症状的患者，建议及时就医。

此外，部分患者在经过规范治疗后病情缓解，也有减停药物的可能。如果经医生评估，目前病情缓解、控制稳定，可以在医生的指导下尝试逐步减药，但减药过程需缓慢，且要密切监测症状变化，一旦出现重症肌无力症状复发或加重，需要尽早在医生的指导下调整治疗。

（赵芮　宋捷）

6. 重症肌无力的常用治疗方法都有哪些副作用？

所有药物都可能存在副作用，但重症肌无力的治疗方法总体安全可靠，同时医生会在治疗前和治疗过程中密切监测，采取预防措施，尽量降低风险、及时处理不良反应。以下为常见的不良反应。

（1）糖皮质激素：短期使用糖皮质激素可能出现的不良反应包括痤疮、多毛、低钾血症、睡眠障碍等，部分患者在开始用药后2~4周还可能出现肌无力症状的短暂加重。长期使用的不良反应包括食欲和体重增加、向心性肥胖、血压和血糖升高，以及白内障、青光眼、消化道溃疡、骨质疏松等，偶见股骨头坏死。遵医嘱逐步调整剂量，并定期监测血压、血糖和骨密度，可降低不良反应风险。

（2）非激素类免疫抑制剂

1）硫唑嘌呤：常见不良反应包括骨髓抑制（白细胞减少或血小板减少）、肝功能异常、感染、胃肠道反应、脱发，罕见胰腺炎或肿瘤等。需定期监测血常规、肝肾功能等。

2）他克莫司：可能引起血糖、血脂、血压升高，高钾血症或低镁血症，肝肾功能异常，部分患者还会出现失眠、震颤、头痛、感染、贫血等。需要定期监测血药浓度、血常规、肝肾功能、电解质、血糖等指标。

3）吗替麦考酚酯：常见不良反应包括胃肠道不适、感染、白细胞减少、肝肾功能异常等，少见肿瘤。需要定期监测血常规、肝肾功能等指标。

4）环孢素：可能导致肾毒性、牙龈增生、多毛、白细胞减少、感染、高血压、震颤、头痛等。因肾毒性风险相对较高，需密切监测血药浓度及肾功能。

5）环磷酰胺：可能引起骨髓抑制、胃肠不适、肝损伤、出血性膀胱炎、心脏毒性等，每次使用环磷酰胺前均需要复查血常规、肝肾功能及尿常规，治疗期间应定期监测血常规、肝肾功能、电解质及尿常规。

（3）生物制剂

1）FcRn 拮抗剂（如艾加莫德、罗泽利昔珠单抗等）：整体安全性较好，常见不良反应包括头痛、注射部位反应、感染、IgG 水平下降，偶见白细胞、淋巴细胞或中性粒细胞减少。

2）补体抑制剂（如依库珠单抗、泽卢克布仑钠等）：常见副作用为注射部位反应、感染等，需特别警惕脑膜炎球菌感染，使用补体抑制剂前需接种脑膜炎球菌疫苗。

3）B 细胞清除药物（如利妥昔单抗）：常见注射部位反应、感染等，可能增加乙肝病毒再激活风险，用药前需筛查乙肝病毒，并在治疗中密切监测，必要时需要预防性使用抗病毒药物。

（4）静脉注射免疫球蛋白

静脉注射免疫球蛋白常见不良反应包括头痛、发热、寒战、皮疹、胃肠道不适、无菌性脑膜炎和肾功能损害等。少见但严重的不良反应包括血栓形成和溶血性贫血等。

（赵芮 宋捷）

7. 吃药后出现恶心、呕吐，需要调整剂量吗？

如果服药后出现恶心、呕吐，应及时就诊，由医生综合评估后决定是否更换药物或调整剂量，切勿自行停药。

服药后出现恶心、呕吐反应可能是由于糖皮质激素或免疫抑制剂引起胃酸分泌增加、胃黏膜受刺激所导致。少数患者可能因肝功能异常或合并消化道疾病而出现类似症状。对于药物的胃肠道反应，建议参考不同药物的服药推荐时间，选择最佳的服用时间。如糖皮质激素建议早餐后一次性顿服，硫唑嘌呤建议饭后足量水送服。如怀疑肝损伤或合并其他消化系统疾病，则需要在医生指导下完善检查明确病因。如果服药后胃肠道反应较重，建议及时就诊，由医生判断是否需要调整药物剂量、更换药物或加用胃肠道黏膜保护剂，不建议自行停药，以免出现肌无力病情反复。

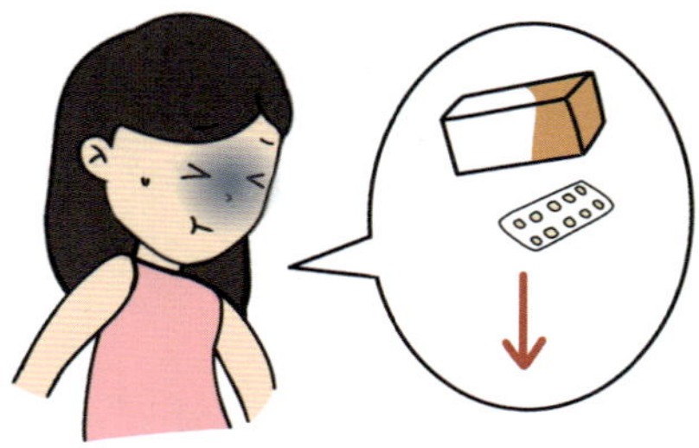

（赵芮　宋捷）

8. 重症肌无力患者哪些药需要慎用？

重症肌无力是一种自身免疫性疾病，部分药物可能会影响神经肌肉接头信号转导功能而加重肌无力症状。重症肌无力患者因其他疾病就诊时，请主动告知医生自己的病情，以避免使用可能导致病情恶化的药物。以下药物需在医生评估后谨慎使用或尽量避免使用。

（1）氟喹诺酮类抗生素：如环丙沙星、左氧氟沙星、莫西沙星等。氟喹诺酮类抗生素可直接影响神经肌肉接头功能，可能引起肌无力症状加重，甚至诱发呼吸肌无力。如有替代抗菌方案应尽量避免使用。

（2）氨基糖苷类与大环内酯类抗生素：氨基糖苷类抗生素包括庆大霉素、阿米卡星、妥布霉素等，大环内酯类抗生素如红霉素、阿奇霉素、罗红霉素等，这两类抗生素可能加重肌无力症状，其中阿奇霉素相关报告较多。克拉霉素相对较安全，仅在无替代药物且医生评估病情可控时使用。

（3）肉毒毒素：常用于治疗肌肉痉挛或美容注射。肉毒毒素会抑制乙酰胆碱释放，阻碍神经肌肉传导，加重肌无力症状，因此重症肌无力患者应避免使用。

（4）部分麻醉药：如普鲁卡因等，可抑制神经冲动传导和乙酰胆碱释放，有可能使肌无力症状加重，手术治疗前需注意提前告知麻醉医生相关病情。

（5）β 受体阻滞剂：常用于治疗高血压和心脏疾病，如普萘洛尔、美托洛尔、比索洛尔等。此类药物可能干扰神经和肌肉间的信息传递，建议尽量避免。

（6）他汀类降脂药：如阿托伐他汀、普伐他汀、辛伐他汀等，有少数病例提示重症肌无力患者使用他汀后症状加重，因此患者服用他汀后需要观察症状变化。

（赵芮　宋捷）

9. 哪些药不能一起吃？

不同药物同时服用或在短时间内先后服用可能会产生药物间的相互作用，在身体内会产生复合效应，可能会导致药物效果的增强或减弱，也可能产生新的副作用。重症肌无力治疗药物与某些药物之间存在相互作用，导致它们不能一起吃。

（1）糖皮质激素：糖皮质激素与肝药酶抑制剂（酮康唑、红霉素等）、避孕药或雌激素制剂一起使用会减少激素的代谢，提高激素的血药浓度，与巴比妥类药物、苯妥英、卡马西平、利福平等一起使用会加速激素代谢；与环孢素一起使用可能会增强两者的活性；与非甾体抗炎药一起使用，会增加胃肠道副作用的发生风险，增强肝毒性；与有排钾作用的药物（如两性霉素 B、利尿药等）一起使用，可能会导致心脏增大和充血性心力衰竭；与洋地黄类药物一起使用，可能会导致因低钾血症引起的心律失常；与异烟肼一起使用，可能会降低异烟肼的疗效；与生长激素一起使用，会抑制生长激素的促生长作用；与华法林一起使用，应该密切监测凝血指数；与蛋白同化激素一起使用，会加重水肿和痤疮；与制酸药一起使用，会减少激素吸收；与抗胆碱能药

（如阿托品）一起使用，会导致眼压升高。

（2）硫唑嘌呤：硫唑嘌呤会与琥珀酰胆碱、筒箭毒碱、华法林、西咪替丁、吲哚美辛等药物发生相互作用。

（3）他克莫司：他克莫司和大环内酯类药物（克拉霉素、红霉素）、抗真菌药物（氟康唑、伏立康唑）、抗病毒药物（利托那韦）、利福霉素类药物（利福布汀、利福喷丁、利福平）、钙通道阻滞剂（硝苯地平、氨氯地平）等一起使用，会引起他克莫司血药浓度明显波动，如果和这些药物联用，需要密切监测血药浓度，可能需要调整药物剂量。

（4）吗替麦考酚酯：吗替麦考酚酯与质子泵抑制剂及抗酸药一起使用时可能会降低吗替麦考酚酯的吸收，与环孢素、抗生素、胆汁酸螯合剂等一起使用可能会降低吗替麦考酚酯的药效。

（5）环孢素：应该避免大量服用能够明显影响环孢素血药浓度的食物，如葡萄柚、草本类膳食补充剂等。环孢素与很多药物之间存在相互作用，如他汀类药物（阿托伐他汀、普伐他汀）、钙离子通道拮抗剂（乐卡地平、氨氯地平）、糖皮质激素、其他非激素类免疫抑制剂（吗替麦考酚酯）、质子泵抑制剂（雷贝拉唑、奥美拉唑）、其他药物（奥卡西平、阿奇霉素、瑞格列奈、利伐沙班）等，联合使用可能会引起环孢素血药浓度变化。

（6）氨甲蝶呤：氨甲蝶呤与很多药物存在相互作用，可导致氨甲蝶呤排泄延迟，从而影响用药安全，包括质子泵抑制剂（兰索拉唑、泮托拉唑）、非甾体抗炎药、丙磺舒、抗菌药物（青霉素类、头孢菌素类、磺胺类、氟喹诺酮类、氨基糖苷类）、其他药物（水杨酸盐、磺胺二甲基异噁唑、阿霉素、博来霉素、环磷酰胺、苯妥英、巴比妥类、地西泮以及口服降糖药）等，采用氨甲蝶呤治疗时需尽可能避免与以上几类药物联合使用，如果必须联合使用，可能需要密切监测氨甲蝶呤的血药浓度。

（7）环磷酰胺：环磷酰胺与很多药物存在相互作用，包括疫苗，其他非激素类免疫抑制剂（环孢素、硫唑嘌呤），抗真菌药（氟康唑、酮康唑、两性霉素 B），抗生素（喹诺酮类药物、利福平），抗凝药（华法林）等。

如果您目前正在使用上述药物，建议就诊时提前告知医生，避免潜在用药风险。此外，重症肌无力患者免疫抑制剂之间的联合使用需要慎重，同时服用多种免疫抑制剂会极大增加副作用及感染风险，需要及时咨询专科医生谨慎进行免疫抑制剂的选择、剂量调整及不良反应监测。

（王雅琪　闫翀）

10. 出现药物副作用该怎么办?

任何药物都存在副作用。治疗重症肌无力的药物总体安全性较好,医生也会对一些常见的副作用进行预防和监测。如果您在新使用某种药物后出现了明显不适,或长期使用某种药物后出现了新的不适,请及时就医,请医生帮助判断是否为药物副作用。此外,部分药物的副作用可以通过日常生活方式调节以减轻。以下介绍一些重症肌无力常用药物的副作用和应对措施。

(1)溴吡斯的明:主要副作用为毒蕈碱样副作用(如恶心、呕吐、腹泻、流涎等),多数症状较轻。如果症状较重,医生可能会为您调整用药剂量,或使用格隆溴铵、莨菪碱或洛哌丁胺等药物来缓解副作用。

(2)糖皮质激素:主要副作用为内分泌代谢紊乱(如向心性肥胖等)、低血钾、骨质疏松、消化道症状(如恶心、呕吐等)、股骨头坏死等。糖皮质激素引起的内分泌代谢紊乱通常在停药后可以自行消退。平时需要注意采用低盐、低糖、高蛋白质饮食;适当增加含钾丰富的食物如草莓、橙子、香蕉、菠菜、山药等。为了缓解激素引起的低钾、骨质疏松,医生也会为您加用钾片、钙片、维生素 D 等进行预防。对于消化道症状,医生可能会加用抑制胃酸分泌或胃黏膜保护剂来帮助缓解。对于使用激素后出现髋关节疼痛的患者,需及时复诊并完善髋关节影像检查,停用激素药物。

(3)非激素类免疫抑制剂:常引起白细胞下降、肝功能异常、肾功能异常、电解质异常、脱发等副作用。在使用非激素类免疫抑制剂时,医生会要求患者定期监测血常规、肝肾功能、尿常规、血压、血糖、血钾、药物血药浓度等指标,以尽早发现异常,及时处理。有些非激素类免疫抑制剂存在特殊的副作用,比如环磷酰胺可能会引起出血性膀胱炎,医生会在环磷酰胺输注后给予一定的补液缓解症状;氨甲蝶呤会干扰体内叶酸的功能而引起恶心、呕吐等副作用,医生会通过补充叶酸来缓解症状。

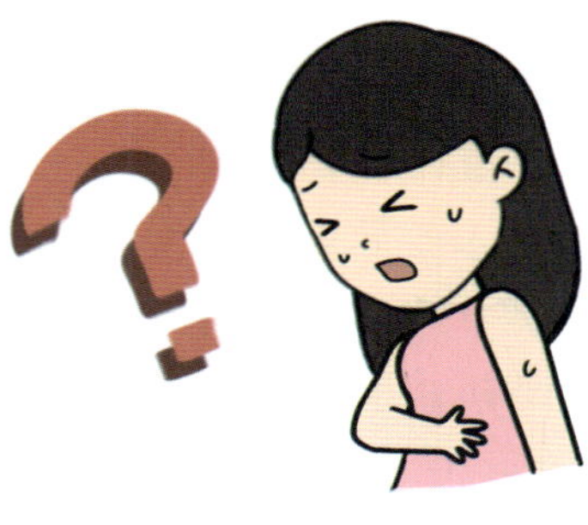

(4)靶向生物制剂:靶向生物制剂如 FcRn 拮抗剂、补体抑制剂、靶向 B 细胞治疗

等可能会引起头痛、发热、腹泻、超敏反应、输液反应、感染（呼吸道感染、尿路感染、肺炎等）等副作用，通常可进行预防和处理。

在利妥昔单抗输注前医生会使用糖皮质激素（一般为地塞米松）和抗组胺药（一般为异丙嗪），以减少输液反应的发生率和严重程度。在补体抑制剂治疗前医生会要求接种脑膜炎球菌疫苗或使用预防性抗生素，预防脑膜炎球菌感染。而对于感染，也可以通过日常加强防护、出现感染后及时进行抗感染治疗来预防和治疗。

（王雅琪　闫翀）

11. 重症肌无力的药可以跟感冒药一起吃吗？

我们常说的"感冒"通常泛指普通感冒、流行性感冒（流感）、肺炎等。可能会使用的药物通常包括非甾体抗炎药（如感冒冲剂、解热镇痛药等）、抗病毒药物（如奥司他韦、玛巴洛沙韦）和抗生素（如头孢类、大环内酯类、氨基糖苷类、氟喹诺酮类）。

普通感冒时使用的非甾体抗炎药或对乙酰氨基酚，一般不会引起重症肌无力病情的加重。但需要注意的是，在使用糖皮质激素时同时使用非甾体抗炎药，可能会增加胃肠道副作用的发生风险。而抗流感病毒（如甲流病毒、乙流病毒）的药物对重症肌无力是安全的。而且及时治疗流感，也可以加快流感治愈，降低发展为肺炎的风险，防止因肺炎引起的重症肌无力急性加重。而对于抗生素，重症肌无力患者使用需要谨慎。通常来说，在排除过敏的情况下，头孢类、青霉素类抗生素对于重症肌无力患者相对安全，而以下几种抗生素可能会导致重症肌无力症状的加重。

（1）大环内酯类：阿奇霉素会导致重症肌无力症状加重，应尽量避免服用。红霉素、罗红霉素、克拉霉素等相对阿奇霉素来说较为安全，使用后会出现重症肌无力类似症状，停用后症状消失。

（2）氨基糖苷类：阿米卡星、新霉素、链霉素、庆大霉素、妥布霉素等氨基糖苷类药物会抑制乙酰胆碱，可能会加重重症肌无力症状。妥布霉素在有效抗菌浓度下使用不会引起神经肌肉阻滞，如果必须使用氨基糖苷类药物，应在密切监测肌力的情况下选用妥布霉素。

（3）氟喹诺酮类：环丙沙星、诺氟沙星、氧氟沙星、左氧氟沙星、培氟沙星、莫西沙星等氟喹诺酮类药物均有使用后导致重症肌无力症状加重甚至死亡的可能性。相较于大环内酯类药物，氟喹诺酮类药物更容易加重重症肌无力症状。在有其他选择的情况下应尽量避免使用氟喹诺酮类药物。

感染是重症肌无力患者症状恶化甚至发生肌无力危象的重要诱因。重症肌无力患者出现感冒症状（如发热、咳嗽等），如果症状持续加重，建议立即去医院评估是否感染以及明确感染的类型，根据医生的建议使用合适的药物。在感冒高发季节或流感流行季节应尤其关注自己的健康状况。此外，建议把治疗感冒的药和治疗重症肌无力的药物分开服用，避免发生副作用的叠加或药物相互作用。

（王雅琪　闫翀）

12. 症状波动时，我可以自己增加药物剂量吗？

重症肌无力是一种自身免疫性疾病，通常使用溴吡斯的明、糖皮质激素、非激素类免疫抑制剂等药物控制症状。重症肌无力疾病本身即存在波动性的特征，因此若患者将症状本身的波动误认为疾病加重而自行随意调整药物剂量，则可能会导致病情控制不稳定。

从症状波动的复杂性来看，其原因多种多样，并非都是由于药物剂量不足导致的。感染（如感冒、肺炎）、过度劳累、情绪剧烈波动、睡眠不足、饮食不当或合并其他疾病，都可能引起重症肌无力症状波动。如果此时盲目增加药物剂量，不仅无法针对性地解决问题，还可能延误治疗，导致病情进一步加重。

从治疗药物的特点来看，治疗重症肌无力的药物剂量需严格遵循个体化原则，且存在明确的安全范围。例如过量服用胆碱酯酶抑制药（溴吡斯的明），会引发“胆碱能危象”，出现肌肉痉挛、唾液分泌增多、流泪、肌肉无力、麻痹、肌肉震颤、腹泻及视物模糊等症状；糖皮质激素若自行加量，会显著增加肥胖、高血糖、高血压等副作用的发生概率和严重程度，长期过量还可能引起库欣综合征，表现为腹部肥胖、满月脸、水牛背、高血压等；非激素类免疫抑制剂过量则可能损伤肝肾功能，影响血液系统。此外，患者可能同时服用其他药物（如降压药、降糖药等），自行调整重症肌无力治疗药物剂量，可能会打破药物之间的平衡，引发药物相互作用，增加用药风险。

当出现症状波动时，正确的做法是及时记录症状波动的细节（如发作时间、持续时长、诱发因素、具体表现），为医生判断病情提供参考；随后尽快联系医生，向医生反馈具体的情况，必要时配合完成相关检查，让医生明确症状波动的原因；之后要严格遵医嘱调整治疗方案，根据具体情况决定是否需要调整药物剂量或药物种类。

（王雅琪　闫翀）

13. 药物治疗重症肌无力期间，可以打疫苗吗？

药物治疗重症肌无力期间，是否可以打疫苗需要结合重症肌无力病情、治疗药物类型、疫苗种类等综合判断，需要医生进行个体化评估。有些药物治疗期间不建议打疫苗，而有些药物治疗前必须打特定的疫苗。

重症肌无力患者接种流感疫苗是安全的，不会影响重症肌无力患者体内的抗体含量，接种流感疫苗还能够预防重症肌无力患者因呼吸道并发症而导致的病情恶化。在接受以下药物治疗期间，不推荐接种疫苗。

（1）FcRn 拮抗剂：由于罗泽利昔珠单抗、艾加莫德可引起免疫球蛋白G（immunoglobulin G，IgG）水平降低，因此在罗泽利昔珠单抗、艾加莫德治疗期间不推荐接种减毒活疫苗或活疫苗。在开始新的罗泽利昔珠单抗、艾加莫德治疗周期之前，应该对是否需要接种适龄疫苗进行评估。

（2）靶向 B 细胞疗法：由于利妥昔单抗会抑制体液免疫功能，用药期间接种减毒活疫苗（如甲肝减毒活疫苗、流行性感冒活疫苗）可能会降低疫苗诱导的体液反应，还可能增加活疫苗引起的感染风险，因此不建议在治疗前或治疗期间接种减毒活疫苗，灭活疫苗则需要在利妥昔单抗治疗开始前至少 4 周接种。对于使用泰它西普的患者，禁止接种减毒活疫苗，可以接受灭活疫苗的接种，但对灭活疫苗的应答率可能会下降。

接受以下药物治疗前，则必须接种特定的疫苗。

接受泽卢克布仑钠、依库珠单抗、瑞利珠单抗等补体抑制剂治疗的患者可能会发生危及生命的脑膜炎球菌感染，如果不及时识别此感染并尽早接受治疗，可能会迅速危及生命。作为预防措施，接受补体抑制剂治疗的患者必须在接受第 1 剂补体抑制剂治疗之前至少 2 周进行脑膜炎球菌疫苗接种，除非延迟补体抑制剂治疗的风险超过脑膜炎球菌感染的风险。如果患者需要在接种脑膜炎球菌疫苗之后未满 2 周即开始使用补体抑制剂治疗，患者必须接受适当的预防性抗生素治疗，直至首次接种疫苗满 2 周。此外，在使用依库珠单抗治疗前，对于未满 18 岁的患者，还必须针对流感嗜血杆菌和肺炎链球菌感染进行疫苗接种。

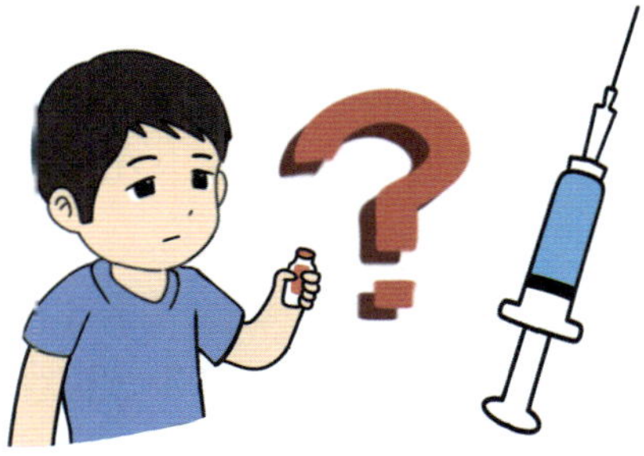

（王雅琪　闫翀）

14. 长期吃治疗重症肌无力的药，效果会变差吗？

有些重症肌无力患者长期用药后，可能会感觉到效果变差，这是由多种因素导致的。在多数情况下科学服药可维持稳定疗效，少数“效果波动”也多有明确原因可干预。

胆碱酯酶抑制药（溴吡斯的明）是改善症状的基础药物，能够减少乙酰胆碱的降解。长期使用中，部分患者可能感觉“效果不如初期明显”。这可能是由于重症肌无力病情本身存在自然波动，如果处于病情加重阶段，可能需要调整药物剂量或联合用药，并不是原先的药物本身效果下降；另一方面，可能是因为长期用药出现敏感性降低的情况，但通过医生评估后调整剂量，多数能恢复理想效果，真正出现“耐药性”的情况很少。

对于糖皮质激素和非激素类免疫抑制剂来说，这类药物能够通过纠正免疫系统异常来控制重症肌无力症状。在长期使用中，更常见的是在疗效稳定后调整治疗方案，例如在病情稳定后糖皮质激素每周逐渐减量至最低有效剂量维持。在这个过程中，患者可能会误以为“剂量降低”等同于“效果变差”，实则是医生根据病情控制情况优化方案的结果，目的是在维持疗效的同时减少副作用，而非药物本身失效。

FcRn 拮抗剂、补体抑制剂等靶向生物制剂能够在较长的治疗时间内维持稳定的疗效。罗泽利昔珠单抗和艾加莫德在长周期的治疗中，可持续改善患者重症肌无力日常生活活动能力量表（MG-ADL）、定量重症肌无力量表（QMG）、重症肌无力复合量表（MGC）评分。泽卢克布仑钠能够在120周内持续改善患者MG-ADL、QMG、MGC、重症肌无力生活质量15项量表（MG-QOL15）评分。

此外，“效果变差”可能也与非药物因素相关，比如感染、甲状腺功能异常、过度疲劳、情绪应激等，这些因素会导致重症肌无力症状加重，掩盖药物疗效，让患者误以为是药物效果变差。此时应该通过适当的措施处理诱因，药物疗效多可恢复。

（王雅琪　闫翀）

15. 目前症状稳定，能减少用药的种类吗？

重症肌无力患者在症状稳定的时候是否能减少用药的种类，需要由医生综合评估后决定。盲目减少用药种类可能会降低药物的治疗效果，导致症状反复或加重。但重症肌无力在长期处于缓解并维持稳定后，是可以逐渐减少药物种类和剂量的，其中最重要的是安全地减少激素用量。重症肌无力的治疗目标是实现最小症状表达，且不良反应很轻微；如果每天服用激素的剂量≤5mg（1片），也代表实现了治疗目标。在达到治疗目标且维持6~8周后可在医生指导下对激素逐渐减量至最低有效剂量，减量过程必须缓慢、逐步进行，避免突然停药。

“症状稳定”需要结合客观检查结果，而非依赖主观感受。通过一系列的诊断、检查，可以判断目前是否能够减少用药的种类。例如溴吡斯的明在达到治疗目标时可减量或停药，糖皮质激素可以按照每1~2个月减5mg的速度逐渐减量，至最低有效剂量（每天≤1片）维持或完全减停。

（王雅琪　闫翀）

16. 目前症状稳定，能否停药？

在重症肌无力病情稳定的前提下，可以逐渐减停胆碱酯酶抑制药（溴吡斯的明)、糖皮质激素和非激素类免疫抑制剂。

(1)溴吡斯的明:在达到治疗目标后可逐渐减量或停药。

(2)糖皮质激素:达到治疗目标并维持6~8周后,轻度、中度和重度重症肌无力患者激素每2周减5mg或0.1mg/kg,减量至每天20mg或0.45mg/kg,每2周减2.5mg或0.05mg/kg至最低有效剂量每天5~10mg(每天1~2片)或0.25mg/kg维持或完全减停。

(3)非激素类免疫抑制剂:在达到了治疗目标并维持了6个月至2年后,可以以每3~6个月的速度降阶梯进行减量。一般是在重症肌无力病情控制稳定一到两年后,可以按照每6个月最小剂量减量的速度进行减量。比如,硫唑嘌呤每次减25mg/d,吗替麦考酚酯每次减250mg/d,他克莫司则每次减0.5mg/d。

在逐渐减停药物的过程中,需要密切观察病情的波动情况。如果出现症状加重,或者出现新的症状,请及时就医,请医生帮助判断是否为复发或者病情加重,药物治疗方案是否需要调整。

(王雅琪　闫翀)

17. 目前症状稳定,传统治疗药物的用药时间间隔能否长一些?

在症状稳定的情况下,部分传统治疗重症肌无力的药物是可以拉长给药间隔的:

(1)溴吡斯的明:60~120mg/次,每天3~5次,通常不超过480mg/天。在达到治疗目标后,可以逐渐减量,比如减少每日用药次数。

(2)糖皮质激素:达到治疗目标并维持数日后,可以开始缓慢地隔日减量。

(3)非激素类免疫抑制剂还没有明确的证据表明能够在症状稳定的条件下延长用药间隔,医生会根据具体情况判断是否能够延长用药间隔。

总而言之,是否能够延长用药时间间隔,需要医生根据病情、检查结果和药物特点等进行综合判断,不可盲目自行更改用药时间间隔。

(王雅琪　闫翀)

第四章　有助于提高与医生沟通效率的技巧

1. 重症肌无力患者就诊前需要做哪些准备？

就诊前的充分准备有助于医生更准确地了解病情、制订更合理的治疗方案，并提高沟通效率，建议从以下几个方面着手。

（1）整理就诊资料：带齐既往门诊和住院病历，以及抗体检测、血液化验、胸部 CT 等影像学检查报告，方便医生快速了解您的病情和既往诊疗经过。

（2）准备用药清单：将自己目前正在使用的所有药物，包括处方药、非处方药及保健品等的名称、剂量和使用频率整理成清单，便于医生全面了解您的用药情况。同时可记录家中剩余药量，方便医生开具适当的处方总量。

（3）记录症状细节：提前记录好近期的症状，如肌肉无力、疲劳等症状发生的时间、频率和严重程度，并注明劳累、情绪波动等可能的诱因，记录药物治疗反应，帮助医生更准确地评估病情。

（4）携带证件材料：准备好医保卡或就诊卡用于挂号、缴费，同时携带身份证以便于办理相关手续。

（5）列出想问的问题：提前整理想向医生咨询的内容，如治疗方案选择、日常生活注意事项、适合的运动方式或饮食建议等，以便在就诊时高效沟通，让您的疑问得到充分解答。

（6）选择陪同人员：由于重症肌无力可能影响体力活动或表达，建议由家属或朋友陪同，协助记录医生医嘱并补充相关病情信息。

如果医生为您开具胸腺 CT 或磁共振成像（magnetic resonance imaging，MRI）检查，还需要注意在 CT 和 MRI 检查前，应取下所有金属物品，如饰品、钥匙、手机、手表等，以免影响影像质量或造成伤害。进行 MRI 检查时，除避免携带金属物品外，如您体内有心脏起搏器、人工心脏瓣膜、耳蜗植入物或其他金属植入物，需提前告知，有些情况可能不适合做 MRI。另外，若需进行肌电图检查且病情稳定，建议在检查前至少停用溴吡斯的明 3 小时，以免药物影响检测结果；若病情不稳定，则需要医生评估后再决定是否停药。

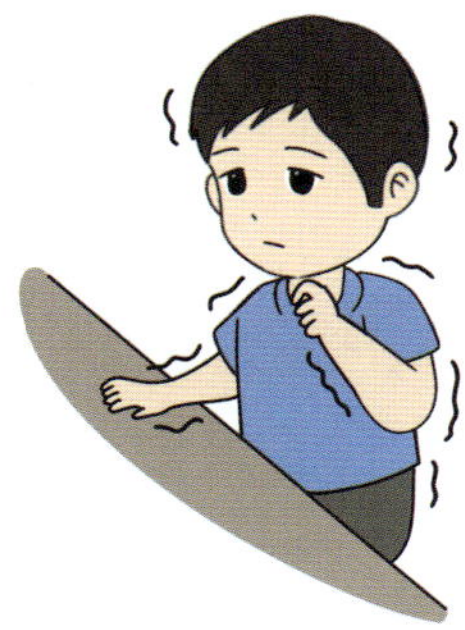

（赵芮　宋捷）

2. 重症肌无力患者需要多久随访一次？

重症肌无力是慢性疾病，症状具有波动性，定期随访非常重要。随访频率因人而异，取决于病情稳定程度、当前治疗阶段、所用药物的种类以及是否出现新症状。

在疾病治疗初期和 / 或调整治疗方案阶段，病情尚不稳定，需要较为频繁的复诊，一般每 1~3 个月随访一次，必要时可能更短，以便医生密切观察病情变化和治疗反应。

当病情稳定后，可适当延长随访间隔，通常建议每 3 个月随访一次。每次随访时可以使用重症肌无力日常生活活动能力量表（MG-ADL）、定量重症肌无力量表（QMG）和重症肌无力生活质量 15 项量表（MG-QOL15）等量表评估疾病状态。这些评估有助于判断是否达成并维持治疗目标，以及是否可以逐步减量用药。

对于使用不同治疗药物的患者，还需要定期监测相应指标，如血常规、肝肾功能、电解质、血糖、血脂等。用药初期监测频率较高，病情稳定后可适当减少。医生会根据患者使用的不同药物有针对性地制订复查方案。

需要注意的是，若出现病情加重或出现新的症状，以及有明显影响生活的药物副作用，应立即复诊，无需等待至原定的随访时间。

（赵芮　宋捷）

3. 就诊时如何提高与医生的沟通效率?

在就诊前，患者应进行充分准备，记录近期症状，包括出现时间、持续时长、严重程度以及可能的诱因。整理当前正在使用的药物，注明剂量及服用频率。携带既往病历及检查报告。提前写下您最关心或最想咨询的问题，便于就诊时重点提问。

就诊过程中，与医生的沟通需要全面、准确、简洁。先说明此次就诊最主要的目的，如症状加重或需要调整用药。按照准备好的病史时间线，症状和问题清单逐条简短描述，避免漫无边际的叙述。客观表达自己的真实感受，方便医生准确判断。当医生给出诊断或治疗建议时，您可以用自己的话复述一遍，确保理解无误。提问时，先询问最重要、最迫切的问题，如用药调整，复查时间或日常注意事项。如有家属陪同，可协助补充信息、与医生沟通并记录医嘱。

在就诊后，离开诊室前再次确认复查时间，是否需要提前做检查，及紧急情况的处理方法。将本次的病历、新处方、检查单等及时归档，保持完整的个人病历记录。

高效沟通在于准确、清晰地向医生传递病情信息，并得到疑问解答。建议您尽量稳定在一家医院、一位专科医生处随访，这样医生对您的病情和治疗过程更为熟悉，有助于提升沟通效率。

（赵芮　宋捷）

4. 重症肌无力患者就诊后我是否需要及时记录?

重症肌无力患者就诊后及时记录至关重要，有助于疾病的长期管理，确保治疗方案能够正确执行。

就诊后及时记录可以避免遗忘，在离开诊室后，就可以立刻找个地方坐下来记录。门诊时间紧张，信息量大，如果不及时记录可能会遗忘一些重要信息，特别是有关药物治疗方案的内容，需要重点记录。清晰的记录也有助于您回家后严格执行医嘱，防止因为记忆模糊而吃错药、漏吃药。养成连续记录的习惯也能够形成您的完整病史，有助于下次复诊时让医生快速了解上一阶段的整体情况。同时，记录用药后的反应和症状变化也有助于您和医生评估当前治疗方案的效果，为后续治疗方案的调整提供依据。

您可以准备一个固定的笔记本或手机备忘录，在每次就诊后记录下就诊的基本信息（就诊日期、医院等）、本次就诊的核心内容（医生对当前病情的总体判断、治疗方案是否有调整、调整后的治疗方案、医生的生活建议、紧急情况的处理方法等）以及下次复诊计划（多长时间后需要复诊、复诊的时候需要做什么检查、是否已经预约等）。在回家之后，可以坚持记录每天的用药情况、症状变化、吃完药后的副作用等。

总而言之，就诊后及时记录能够帮助您更准确地执行治疗方案，避免遗漏关键信息，也有助于在下次复诊时帮助医生快速掌握情况。

（王雅琪　闫翀）

5. 如何让我的语言表达足够专业和系统化？

语言表达的专业和系统化可以结合疾病的症状特点、医学术语规范以及逻辑表达，以便让医生快速抓取核心信息，更好地为患者诊断。

如果想在就诊时让自己的语言表达更专业，可以学习如何准确使用重症肌无力相关的专业医学术语，避免模糊表述。比如在描述症状时，可以用“眼睑下垂”代替“眼皮耷拉”，用“复视”（看东西有重影）代替“眼睛花”，把“吞咽困难”具体到“进食固体食物需多次咀嚼，饮水时呛咳”，而非笼统的“吃饭喝水不方便”。在涉及治疗与检查时，需要准确提及关键信息，比如之前做过什么检查，检查结果是什么，现在正在服用什么药物，每天服用的剂量和时间、次数，已经服用了多久，有没有感觉自己的症状有改善等，避免“吃那个治肌无力的药”这类模糊说法。在提及这些专业术语的时候也不需要过度解释，避免掩盖关键病情信息。

在表达时也需要注意逻辑，按时间顺序梳理病情，串联关键细节，例如在几个月前发现自己出现了什么症状，自己为了控制症状做过什么措施，这些措施是否能够缓解症状，而后又是因为什么原因（比如怀疑自己有重症肌无力、感觉症状加重等）选择就诊。避免碎片化的描述，如有时眼睛睁不开，

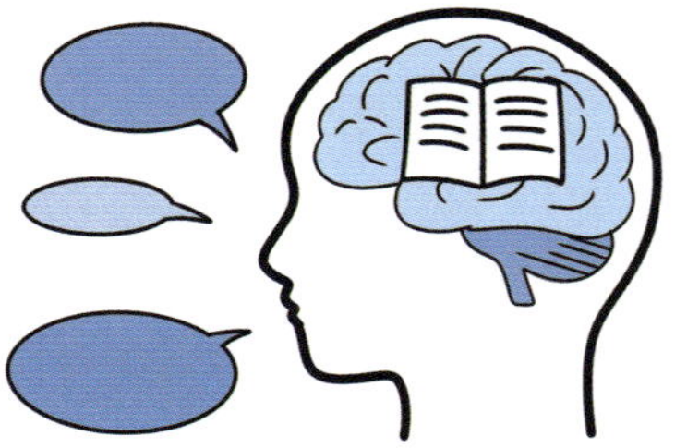

腿也没力气，吃药会好点。

还需要聚焦关键信息，避免冗余表达。同时，用量化表述替代主观感受，比如“步行距离从1公里缩短至300米”而非“感觉走路更费劲了”；“夜间觉醒次数从1次增至3次”而非“感觉睡不好觉”，让医生通过具体数据判断病情严重程度。

（王雅琪　闫翀）

6. 有没有互联网医生问诊？

我国的互联网医疗近些年快速发展，健康信息查询、网上预约挂号及在线咨询问诊成为互联网医疗领域内使用量最大的三个应用板块。互联网医生问诊的出现为患者带来了诸多便利，很多患者从中受益，参与线上诊疗的医生也越来越多。但并非所有的疾病都适合线上诊疗，一般情况下，初诊患者不适合线上诊疗，医生已对其病情较熟悉且病情较稳定的患者适合线上诊疗。

重症肌无力的临床诊断比较复杂，需要进行药理学检查（新斯的明试验）、电生理检查、血清抗体检测等，同时需要通过胸腺影像学检查对疾病进行进一步的分类。通过互联网医生问诊可以询问患者病史，但是没有办法进行相应的检查，容易造成误诊或者漏诊，因此初诊患者不适合线上诊疗。

而对于病情稳定的患者，可以通过互联网与医生进行沟通交流，联系到您熟悉的重症肌无力团队医生团队，对于药物如何减量、某些特殊情况下能否服药、下一步的就诊计划等常规问题或紧急情况可进行线上沟通。但需要注意的是，线上问诊可能会导致信息不全面，医生的判断也可能受到干扰。因此线上问诊的答复仅供参考，仍然建议患者定期去医院线下复诊，尤其是肌无力

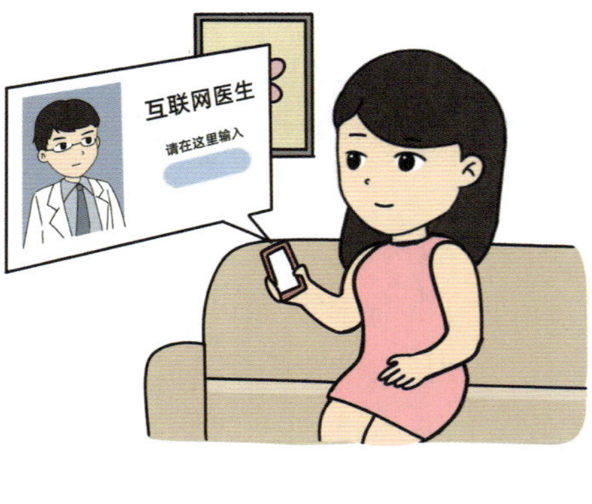

控制不佳或存在波动的患者需要及时线下就诊，以便医生通过面诊获得患者确切的治疗进展与疾病状态。

（王雅琪　闫翀）

7. 如何能及时和医生沟通自己的日常感受或身体变化？

重症肌无力症状存在“晨轻暮重”的波动特点，且感染、疲劳等因素可能导致病情加重或复发，及时、精准地与医生沟通日常感受，是维持病情稳定的关键。

首先，各位患友在平时可以主动记录自己的症状。可以准备一个手册或者手机 APP，记录时间、场景、症状表现等，如“6 月 10 日早 8 点，服药后 1 小时能自行梳头，当天比平时多走了 10 分钟路”。同时，同步记录用药情况，包括今天是否吃药、什么时候吃药、一次吃了多少药，还有睡眠质量、饮食情况及合并症状（如有没有感冒）等。

其次，根据症状的紧急程度，可以选择合适的沟通渠道。如果只是轻微变化，可以通过线上渠道（如互联网医生问诊），和医生沟通自己的日常感受或身体变化。例如通过复旦大学附属华山医院微信公众平台可以在线享受所有的医疗服务，比如专家问诊和预约挂号等；重症肌无力中心设有患者微信群，群内有医生入驻，患者可以在群中及时提问。如果出现突发的紧急情况，如突发呼吸困难等，需要立即拨打医院电话，或直接前往医院就诊。

在沟通的时候也要抓住重点，用简洁的语言传递关键信息，主动说明目前最困扰自己、影响最大的日常感受或身体变化是什么。在和医生沟通后，及时记录医生的回复，并在执行后观察症状变化，下次沟通时反馈效果，帮助医生判断调整方案是否有效。

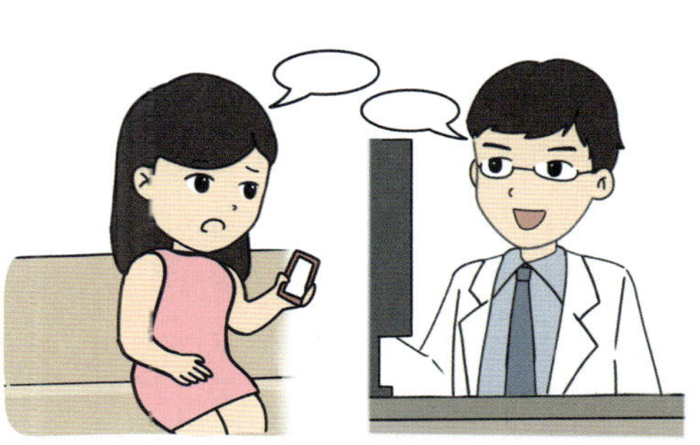

（王雅琪　闫翀）

第五章　重症肌无力患者在日常生活中需要注意的事情

1. 重症肌无力患者能正常上班 / 上学吗?

许多重症肌无力患者在病情得到有效控制后,完全可以重返工作岗位或继续学业。但这需要根据病情的严重程度、治疗反应以及具体的工作或学习性质,进行科学管理与适度调整。上班 / 上学可以帮助重症肌无力患者树立战胜疾病的信心和积极面对生活的勇气。适度参与社交活动、与家人朋友保持联系,不仅能改善心情,也有助于提升整体生活质量。

研究证实,疾病的严重程度与工作时间和工作能力的受损程度之间存在显著关联。病情越严重,患者的体力活动能力就越受限,从而导致其在工作中表现不佳,难以胜任一些需要身体力量的任务。此外,病情也会对患者的日常活动造成一定的限制,例如洗澡、穿衣等基本生活技能可能需要额外的帮助和支持。重症肌无力"活动后症状加重,休息后缓解"这一特点决定了患者不适合从事重体力劳动或高强度、高压力的工作,尤其是全身型重症肌无力患者,过度劳累可能诱发病情波动甚至危象。但对于轻体力劳动,只要病情稳定,大多数患者是完全可以胜任的。在这个过程中,个体化的康复计划和合理的工作安排尤为重要。

重症肌无力患者在上学和工作期间需要注意眼部护理。长时间用眼会加重眼肌疲劳,因此建议您合理安排用眼时间,尽量减少看电子屏幕的时间，可将学习和工作任务分段进行，避免长时间连续看书、看屏幕引起的用眼过度。同时，由于手上可能携带导致眼部感染的细菌，因此患者在日常生活中应注意用眼卫生，避免用手揉眼，当眼睛出现干涩和异物感时，适当休息，用清水进行眼周清洁。

总之，重症肌无力不应成为您追求学业或职业发展的绝对障碍。通过规范治疗、合理安排生活节奏、保持积极心态，许多患者都能在工作中发挥价值，在校园中继续成长。建议您在神经内科医生的指导下进行规范治疗，并定期随访，确保病情处于良好控制状态。在工作或学习过程中，请您避免熬夜、过度劳累，注意用眼健康，保证充足且规律的睡眠。同时，戒烟限酒，饮食以清淡、营养均衡为主，避免辛辣刺激性食物，这些都有助于维持身体稳定。

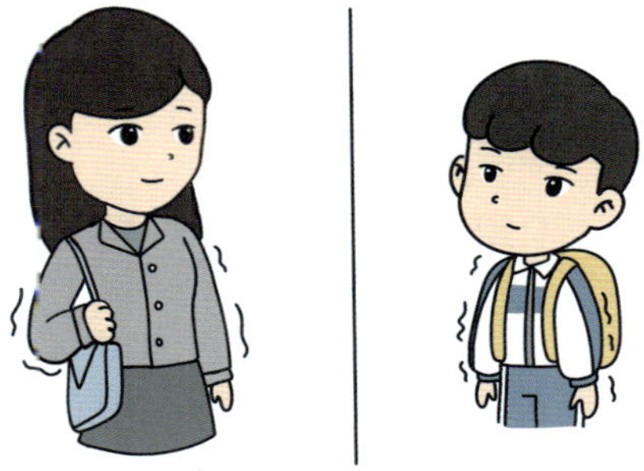

（张茗洁）

2. 重症肌无力患者需要避免哪些活动？

患者在日常生活中应注意避免进行加重肌无力症状或增加风险的活动，以维持病情稳定，预防肌无力危象发生。

首先，应避免过度劳累和长时间持续性体力活动。重症肌无力的核心特征是肌肉易疲劳，活动后症状加重，休息后可缓解。因此，不建议从事重体力劳动，如搬运重物、长时间站立或高强度运动。即使是日常家务，也应合理分配，避免一次性完成过多任务，建议分段进行，中间充分休息。

其次，应避免高温环境。高温环境可能加剧肌肉无力，导致症状恶化。建议夏季避免在高温时段外出，保持室内凉爽，洗澡时水温不宜过高。

再次，应谨慎参与可能影响呼吸或吞咽安全的活动。例如，避免游泳或单独进行水上活动，因为一旦肌肉无力突然加重，可能会有溺水风险。有吞咽困难的患者应避免匆忙进食、吃干硬或大块食物，以防呛咳或窒息。驾驶车辆也需格外谨慎，尤其在眼肌受累或肢体无力明显时，可能影响判断力和反应速度，建议在症状控制稳定、无复视且体力良好时驾驶，并避免长途或夜间行车。

最后，还需注意避免情绪剧烈波动和长期精神压力。焦虑、紧张、失眠等不良情绪和状态可能诱发或加重病情。同时，应避免吸烟和饮酒，烟草中的尼古丁会干扰神经肌肉传导功能，酒精则可能加重肌无力症状并影响药物代谢。

总之，患者不必因病而完全限制生活，但应学会倾听身体信号，合理安排活动，避免诱发因素，在保证安全的前提下，维持积极、适度的活动。如有疑问，请您及时咨询神经科医生。

（张茗洁）

3. 重症肌无力患者适合做什么运动？

重症肌无力患者在病情稳定和科学指导下，进行体育锻炼不仅是安全的，而且对整体健康具有积极意义。越来越多的临床研究和实践证实，规律、适度的运动能够有效增强肌肉力量、改善心肺功能、提升日常活动能力。

重症肌无力患者对大部分体育锻炼的耐受性良好。个性化的锻炼方案不仅能提高有氧运动能力，还能增强骨骼肌功能，特别是耐力训练有助于改善呼吸肌的力量和耐力，这对预防呼吸道感染、维持良好肺功能尤为重要。此外，规律运动有助于维持健康的体重、改善睡眠质量，并减轻焦虑、抑郁等心理负担，全面提升生活质量。

适合重症肌无力患者的运动应以低强度、非对抗性、避免过度疲劳为原则，例如：散步、太极拳、瑜伽和呼吸训练等。这些活动在温和地刺激肌肉和心肺系统的同时不会造成过度负担。其关键在于"循序渐进、量力而行"，因此建议您从短时间、低强度开始，根据身体反应逐步调整，一旦感到肌肉无力加重或疲劳加剧，应立即停止并休息。

对于病情控制良好的患者，运动场所也可以从家中逐步扩展到社区环境。您可以在专业指导下，在公共健身房进行个性化的、有针对性的力量和有氧训练，例如使用轻重量器械、固定自行车或跑步机。鼓励将体育锻炼融入日常生活，形成可持续的健康习惯。

体育锻炼虽能改善肌肉功能和体能，但并不一定能直接缓解重症肌无力本身的疲劳症状。因此，运动的目标是增强体质，而非摆脱"疲劳感"。运动是重症肌无力综合管理的重要组成部分。在开始任何锻炼计划前，请咨询您的神经科医生或康复治疗师，制订个体化方案。科学锻炼，安全第一，持之以恒，您将收获更稳定的身体状态和更积极的生活体验。

（张茗洁）

4. 重症肌无力患者可以开车吗？

重症肌无力患者是否可以开车，需根据病情个体化评估，不能一概而论。驾驶是一项对视觉、反应力、肌肉协调性和注意力要求较高的活动，而重症肌无力的核心临床症状——如眼睑下垂、复视、四肢无力和易疲劳——可能严重影响驾驶安全。特别是出现复视或上睑下垂时，会导致视野受限、空间判断困难；若存在肢体无力，可能影响对方向盘、油门和刹车的控制；使用具有镇静作用的药物（如镇痛药、镇静剂）时，也应避免驾驶。

对于病情长期稳定、症状得到有效控制的患者，如无复视、无明显肌无力、精神状态良好且未服用影响反应能力的药物，通常可以安全驾驶。许多病情控制良好的患者在日常生活中能够正常驾车。但需注意避免疲劳驾驶、夜间行车或长时间连续驾驶，并定期自我评估身体状态，确保每次出行都处于安全状态。

特别提醒，接受胸腺切除术后的患者，建议视频辅助胸腔镜手术后至少2周、经胸骨手术后至少6周再考虑驾驶，以确保伤口愈合、胸骨稳定且已停用强效镇痛药。此外，患者应主动与神经科医生沟通驾驶问题，必要时进行专业评估，并遵守当地交通管理部门对神经系统疾病患者的相关规定。

总之，安全是首要原则。如果症状未控制或存在风险因素，应暂时停止驾驶。通过规范治疗和科学管理，大多数病情稳定的重症肌无力患者最终可以恢复驾驶。

（张茗洁）

5. 重症肌无力患者可以喝酒吗？

重症肌无力患者应尽量避免饮酒。酒精本身对神经系统具有抑制作用，会影响大脑功能和神经信号的传递。它可能导致视力模糊、平衡感下降、反应迟钝、言语不清、肌肉协调性变差等症状。这些表现与重症肌无力本身的症状——如眼肌受累导致的复视、四肢无力、吞咽和言语困难——非常相似，甚至可能相互叠加，从而加重您的不适感和功能障碍。

例如，如果您已经存在眼睑下垂或复视，饮酒后视力模糊可能进一步加重，影响视物；如果您有吞咽困难，酒精引起的咽喉肌肉协调性下降可能增加呛咳或误吸的风险；而平衡能力的减弱则可能增加跌倒的危险。此外，酒精还可能与您正在服用的药物发生相互作用，影响药效或增加副作用风险。

虽然有观点认为"适量饮酒可能不会造成直接伤害"，但"适量"的标准因人而异。对于重症肌无力患者而言，每个人的病情严重程度、药物方案、身体耐受性都不同，因此是否能饮酒、能饮多少，必须由了解您具体情况的医生进行个体化评估。

综上所述，为了您的安全和病情稳定，最稳妥的选择是完全戒酒。如果您在特殊场合确实希望少量饮酒，建议提前与医生沟通，评估您的当前病情和用药情况，并严格控制饮酒量，同时密切观察身体反应。健康和安全，永远是第一位的。

（张茗洁）

6. 重症肌无力患者可以喝茶、喝咖啡吗？

重症肌无力患者是否可以喝茶或咖啡需根据情况做个性化的判断。总体而言，病情稳定、无明显心悸或焦虑症状的患者，可以适量饮用淡茶或咖啡。茶和咖啡中的咖啡因具有提神作用，可能有助于缓解部分患者的疲劳感，但过量摄入可能会带来负面影响。

咖啡因是一种中枢神经兴奋剂，摄入过多可能引起心悸、手抖、焦虑、失眠等反应，而这些状态可能间接加重患者的不适感或影响免疫系统的稳定性。对于本身就存在自主神经功能紊乱、睡眠障碍或情绪波动的患者来说，应避免饮用浓茶、浓咖啡，以免诱发或加重症状。

此外，不建议空腹饮用茶或咖啡，因咖啡因会刺激胃酸分泌，增加胃部不适、胃炎甚至溃疡的风险。同时，应控制摄入量，建议每日咖啡因总量不超过 400mg（约为两杯美式咖啡的量），避免添加过多糖分或含反式脂肪酸的奶精，以维护整体健康。

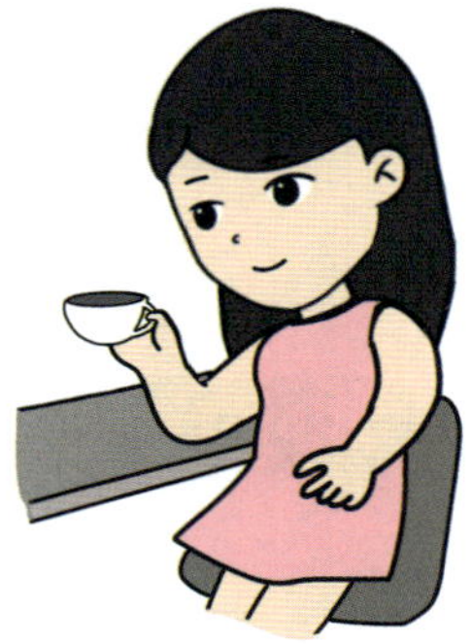

如果患者正处于病情活动期、术后恢复阶段，或对咖啡因敏感，建议暂时避免饮用咖啡。可以选择温和的替代饮品，如温水、淡柠檬水、菊花茶等。

适量、适度是患者喝茶、喝咖啡的关键。在病情稳定的前提下，合理饮用淡茶或低糖咖啡一般不会造成危害，但应避免过量、过浓或晚间饮用，以免影响晚间睡眠。如有疑问，建议咨询主治医生，结合自身情况做出个体化选择。

（张茗洁）

7. 重症肌无力患者可以吸烟吗？

重症肌无力患者应**坚决戒烟**。吸烟不仅危害全身健康，更与疾病的发生、发展和严重程度密切相关。

科学研究表明，吸烟与发病年龄较低之间存在显著相关性（回归系数为 −9.05；95% 置信区间为 −17.6 至 −0.51；p=0.039），吸烟是抗乙酰胆碱受体抗体（AChR）阳性重症肌无力早期发生的独立危险因素。此外，在已患重症肌无力的人群中，发病后吸烟史与病程中全身性症状的出现具有密切的相关性。

烟草中的尼古丁等有害物质会干扰神经与肌肉之间的信号传递，而重症肌无力本身就是一种神经肌肉接头传递功能障碍的疾病。吸烟可能加剧这一关键环节的损害，导致肌肉无力和疲劳症状更加明显，尤其是在眼肌、咽喉肌和呼吸肌受累的患者中，可能出现更严重的眼睑下垂、复视、吞咽困难或呼吸不畅等症状。同时，吸烟损害肺功能，削弱咳嗽反射，增加呼吸道感染风险，而感染正是肌无力危象的主要诱因之一。

无论是主动吸烟，还是长期暴露于二手烟环境，都会带来健康风险。我们强烈建议所有重症肌无力患者立即戒烟，并远离吸烟场所。戒烟不仅有助于稳定病情、减少复发，还能显著改善心肺功能，提升整体生活质量。

最后，戒烟是重症肌无力管理中至关重要的一环。如果您有吸烟史或戒烟困难，请告知您的医生，他们将为您提供专业的戒烟指导和支持，与您一起共同守护您的健康。

（张茗洁）

8. 重症肌无力患者可以外出旅行吗？

重症肌无力患者在病情稳定、准备充分的前提下，完全可以外出旅行。旅行不仅是一种身心放松的方式，也有助于改善情绪，增强生活信心，提升整体生活质量。然而，由于重症肌无力是一种以波动性肌肉无力和易疲劳为特征的慢性自身免疫性疾病，患者在出行时必须格外谨慎，做好全面评估和周密安排，以确保旅途安全、顺利。

首先，外出旅行应以病情控制稳定为前提。如果您的症状长期稳定，肌力良好，无明显眼睑下垂、复视、吞咽困难或呼吸肌受累，且近期未发生病情波动或药物调整，可以考虑短途或适度的旅行。但若正处于疾病活动期、刚经历肌无力危象或正在接受大剂量激素或免疫治疗的调整阶段，则建议暂缓出行，优先确保病情稳定。

其次，出行前的准备工作至关重要。请您携带好充足的药物，准备至少1~2个月的常用药，包括胆碱酯酶抑制药、糖皮质激素、免疫抑制剂等，防止因行程延误或突发情况导致断药。同时，随身携带一份详细的药物清单，注明药品通用名、剂量、服用频率和主治医生联系方式。提前查询目的地及沿途医院的神经科就诊信息，以便在紧急情况下及时获得专业救治。

再次，感染是重症肌无力加重或肌无力危象的最常见诱因，因此必须高度重视感染防控。建议全程佩戴口罩，尤其是在机场、车站、地铁等人流密集场所；随身携带酒精消毒液，勤洗手，避免用手触摸口鼻眼；尽量避免与感冒或发热人群密切接触。此外，应避免前往严寒、高温、高海拔或空气污染严重的地区，极端环境可能会加重肌肉疲劳和呼吸负担。

最后，行程安排应宽松合理，避免过度劳累。选择交通便利、设施完善的目的地，减少长时间步行或搬运行李。建议优先选择直飞航班或直达高铁，减少中转次数。旅途中保证充足休息，避免熬夜，保持规律作息。饮食宜清淡、易咀嚼，若有吞咽困难，建议服用胆碱酯酶抑制药半小时后再进食，防止呛咳或误吸。如旅途中出现肌肉无力明显加重、呼吸费力、吞咽困难加剧等情况，应立即停止行程并就医。总之，旅行对重症肌无力患者并非禁忌，出发前请您与主治医生充分沟通，制订个性化出行方案，做到有备无患，安心出行。

（张茗洁）

9. 如何保证按时按量服药？

重症肌无力患者坚持按时按量服药是控制病情、预防症状加重、避免肌无力危象的关键。由于该病的症状具有波动性，药物的血药浓度直接影响肌力状态，因此规律服药至关重要。下列实用建议，可以帮助您建立并维持良好的用药习惯。

首先，制订清晰的用药时间表。根据医生的处方，将每天的服药时间明确列出。可将服药时间与日常固定活动（如三餐、睡前等）绑定，便于记忆。例如，若需每日三次服药，可与三餐时间相结合，以此形成规律节奏。

其次，使用辅助工具提醒。可以借助手机设置“服药”闹钟，并设置提醒；或使用专门的药盒，提前将一周的药物按早、中、晚分装好，既避免漏服，也方便外出携带。目前也有多种健康管理类APP支持用药提醒、打卡记录和自动提醒家人等功能，适合不同年龄层的患者使用。

再次，家人协助与监督也非常重要。特别是老年或儿童患者，可由家属协助准备药物、提醒服药时间，甚至监督服药过程，确保真正服下药物而非遗忘或误服。

请避免自行调整剂量或停药。有些患者在感觉症状好转时自行减药，或在出现副作用时擅自停药，这极易导致病情反复或恶化。任何剂量调整都应在医生指导下进行。若出现不适，应及时联系医生，而不是自行处理。

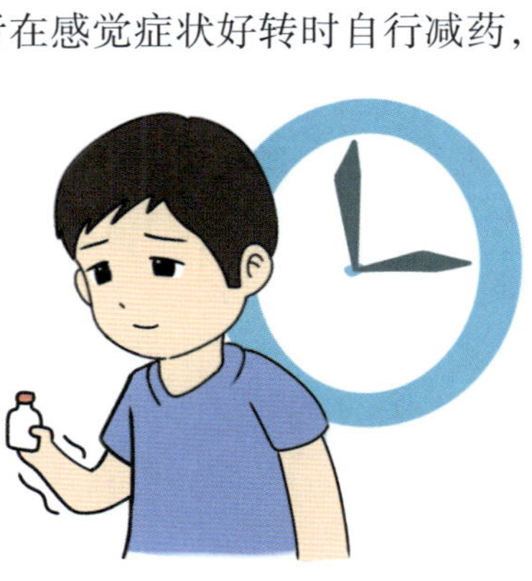

最后，定期复诊，评估疗效。通过定期神经科随访，医生可根据症状变化、药物反应和副作用情况，优化治疗方案，使用药更加精准有效。

总之，按时按量服药是重症肌无力管理的基石。通过制订计划、使用提醒工具、家庭支持和医患配合，患者完全可以建立起稳定的用药习惯，从而更好地控制病情，提升生活质量。

（张茗洁）

10. 如何平衡休息与活动的强度？

重症肌无力患者在日常生活中，科学地平衡休息与活动强度，是维持肌力稳定、减少疲劳、提高生活质量的关键。该病的特征是"活动后肌肉无力加重，休息后可部分缓解"，因此既不能过度劳累导致症状恶化，也不宜长期卧床造成肌肉萎缩和体能下降。

首先，应避免过度疲劳。患者在进行日常活动时，应学会倾听身体信号。一旦出现眼睑下垂加重、复视、说话不清、吞咽困难或四肢无力等症状，应立即停止活动，坐下或躺下休息，待症状缓解后再继续。建议采用"分段式活动法"：将一项任务分成多个小段，每完成一部分就休息5~10分钟，避免持续用力。例如，打扫房间可分上午和下午进行，每次15分钟，中间充分休息。

其次，在病情稳定期，应适度进行规律锻炼。适度的有氧运动和轻度抗阻训练不仅能增强心肺功能，还能改善肌肉耐力和整体体能。推荐的运动包括：散步、太极拳、瑜伽等低强度、非对抗性运动。避免剧烈运动、举重、长时间爬山或在高温、严寒等极端环境下活动，这些容易诱发症状加重。

合理安排作息时间至关重要。建议保持规律的睡眠习惯，保证每晚7~8小时高质量睡眠。白天可安排1次短时间的午休，有助于恢复体力，但应避免因长时间午睡而影响夜间睡眠。

总之，平衡休息与活动的核心原则是"适度、规律、个体化"。患者应根据自身病情、药物反应和每日状态灵活调整，做到"劳逸结合"。在医生或康复治疗师的指导下制订个性化计划，既能维持身体功能，又能避免病情波动，实现更稳定、更有质量的生活。

（张茗洁）

11. 看东西有重影影响生活该怎么办?

重症肌无力患者中,80% 以眼部肌肉无力起病,主要累及上睑提肌和眼外肌。在疾病初期,典型症状表现为眼睑下垂及复视(也就是看物体时出现重影)。复视是一种常见的视觉功能障碍,其发生机制是由于双眼肌肉力量不协调,导致眼球位置偏斜,大脑无法将两眼接收到的图像融合为单一影像,从而在同一视野中感知到两个或多个重叠的物像。这种视觉异常不仅表现为明显的重影,还常伴有视物模糊、物体定位偏差等现象,尤其在患者进行注视、追踪移动物体或变换视线方向时更为显著,严重影响日常生活质量。

由于视觉清晰度下降和影像重叠,患者在阅读、行走、上下楼梯或驾驶时容易产生视觉疲劳,注意力难以集中。同时,空间感知能力的减弱可能导致对距离和深度的判断失误,增加跌倒、碰撞等意外风险。

为减轻复视带来的困扰,患者日常生活中可以采用以下方式进行缓解:**使用眼罩或纱布暂时遮盖一只眼睛是一种简单有效的方法。**由于复视源于双眼视觉信息的冲突,单眼视物可有效消除重影,缓解不适。但需注意,长期单眼视物会影响立体视觉和空间判断能力,因此,应在必要时使用,并谨慎评估其利弊。**调整日常行为习惯有助于更好地适应视觉变化。**例如,行走时放慢速度,集中注意力观察周围环境;阅读或使用电子设备时,保持适当距离与合适角度,避免长时间用眼,适时休息。**居家环境的优化也十分重要。**保持室内光线明亮、均匀,避免强光直射或昏暗照明;通过使用颜色对比鲜明的标识或物品,以帮助您更清晰地辨识物体,提升生活安全性。随着时间推移和持续适应,大脑会逐渐具有一定的代偿能力。通过日常生活中的不断实践,单眼视觉系统可逐步重建对空间和距离的感知,部分弥补视野缺损,实现视觉、运动与平衡功能的重新协调。

如果复视对生活影响很大且难以调节,请及时寻求专业医疗帮助。神经科或眼科医生会根据病情严重程度和发展趋势,制订个体化治疗方案,包括调整药物、开展视觉康复训练,或在特定情况下考虑手术干预。复视的改善通常需要一定周期,请您保持积极心态,耐心配合治疗,严格遵医嘱服药并参与康复训练,以期获得最佳恢复效果。

（张茗洁）

12. 眼睑下垂该怎么应对?

重症肌无力的常见症状之一是眼睑下垂(也就是眼皮下垂),多表现为一侧或双侧上眼睑不自主地下垂。患病初期可能仅为单侧眼睑下垂,随后可逐渐累及双侧眼睑,甚至出现左右眼睑交替下垂的现象。症状具有明显的波动性,常于晨起较轻,随着日间活动增多和用眼疲劳而加重,傍晚最为明显。

眼睑下垂不仅影响患者外貌,更会带来实际的生活困扰。为看清前方物体,患者常不自觉地仰头或抬眉,长期如此可能导致颈部肌肉紧张、头痛,甚至影响身体平衡,出现行走不稳或后倾姿势,增加跌倒和意外伤害的风险。

为应对这一症状,首先应遵从医嘱,规律服用药物,以改善神经肌肉传导功能,增强眼肌力量,缓解下垂程度。在日常生活中,可采取物理辅助措施改善视野。例如,在必要时使用无刺激性医用胶布轻柔固定上眼睑,或佩戴具有眼睑支撑功能的特殊眼镜。但需注意,长期使用此类辅助工具可能导致眼睑闭合不全,使角膜暴露,增加干眼症,甚至角膜感染的风险。因此,建议患者定期使用人工泪液,保持眼部湿润,保护角膜健康,在干燥或风沙环境中更应注意眼部防护。此外,应避免过度用眼,保证充足睡眠,减少高温环境的暴露,这些因素可能加重肌无力症状。阅读或使用电子设备时,应保持适当距离和良好照明环境,以减轻视觉疲劳。外出时建议有家人或同伴陪同,确保安全。

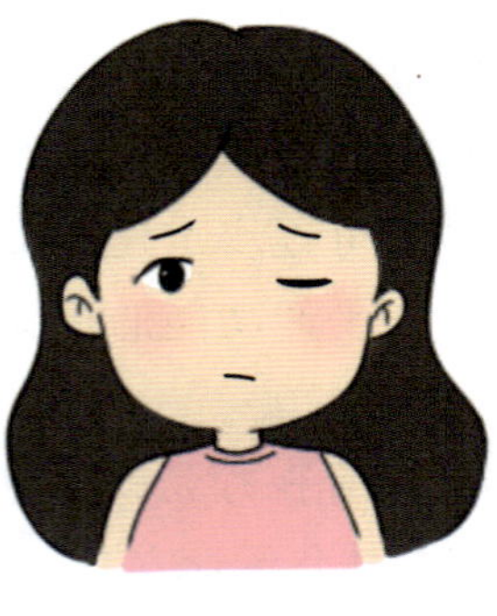

眼睑下垂是重症肌无力患者可管理的症状之一。通过规范治疗、合理辅助和科学的生活方式调整,大多数患者能够有效改善视觉功能,提升生活质量和安全性。

（朱子薇）

13. 吃饭喝水容易呛咳怎么办?

重症肌无力患者在进食或饮水时出现呛咳,是由于咽喉部肌肉无力导致吞咽功能下降。正常人在咀嚼和吞咽过程中能够轻松地闭合嘴唇,吞咽肌肉可以顺利地咽下食物。然而,重症肌无力患者在咀嚼和吞咽时常感到明显疲劳,随着病情进展,部分患者甚至需要调整体位才能完成吞咽过程。这些情况不仅影响患者的正常营养摄入,还可能导致食物或液体误吸入肺部,引发吸入性肺炎,严重时可危及生命。因此,必须高度重视,并采取科学有效的应对措施。

（1）**尝试调整食物和液体的性状来避免呛咳:** 为降低误吸风险,您可以对饮食进行适当调整。若饮水时容易呛咳,可使用市售的增稠剂将水、汤类、果汁等调制成蜂蜜状或布丁状,以减缓液体流速,提高吞咽安全性。避免饮用碳酸饮料以及过烫或过冷的饮品,以免刺激咽喉引发呛咳。在固体食物的选择上,应避免干硬、黏稠或大块的食物,如年糕、坚果、干面包、大块肉类等。推荐选择柔软、易咀嚼、不易松散的食物,如稀粥、烂面条、蒸蛋、豆腐、肉末、土豆泥等。这类食物不仅易于消化,还能减轻咀嚼负担,缓解因进食带来的疲劳感。

（2）**优化进食姿势与方式可以避免呛咳:** 进食时应保持坐直、头部稍向前倾的姿势,避免仰头或平躺,以利于食物顺利通过食管。采用“小口慢咽”的方式,每口食物充分咀嚼后再吞咽,吞咽后稍作停顿,确认前一口已完全咽下,再进行下一口进食。进食过程中应集中注意力,避免说话、大笑或分心,以防呛咳。对于吞咽困难较重的患者,可将一日三餐改为多次小餐,减少单次进食量,从而降低吞咽负担,提升进食安全。

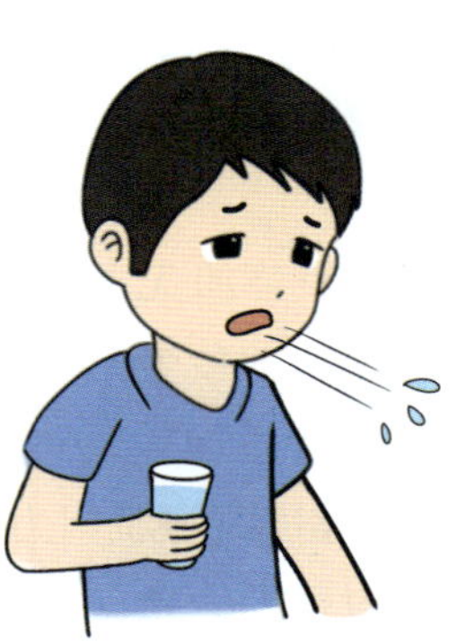

（3）**及时寻求专业评估与辅助:** 若经过上述调整后,喝水、进食仍然因呛咳影响生活,请您及时寻求专业评估与辅助。由言语治疗师或康复科医生进行吞咽功能评估,明确吞咽障碍的程度,并指导进行吞咽训练。如果患者已经无法进行咀嚼或吞咽动作，在这种情况下医生可能会建议留置胃管，通过鼻饲营养液来维持机体的需求，这种方式虽然无法满足患者对美食的渴望，但能确保患者获得足够的营养，维持生命体征的稳定。待重症肌无力病情稳定，咀嚼和吞咽功能恢复后，可以拔除胃管，逐渐恢复自主进食。

（朱子薇　许雅芳）

14. 四肢无力导致走路不稳，需要用拐杖吗？

当重症肌无力患者因四肢肌肉无力导致走路不稳时，使用拐杖是安全且有益的辅助措施。

重症肌无力引起的肢体无力常具有波动性，尤其在活动后或下午、傍晚加重，容易造成步态不稳、易跌倒，增加骨折或外伤风险。使用拐杖可以有效分担身体重量、扩大支撑面、增强平衡感，显著提高行走的安全性和稳定性，减少跌倒风险。同时，合理使用拐杖还能减轻下肢肌肉负担，延缓疲劳的发生，帮助患者更自信地进行日常活动。

一些正确使用拐杖的建议供您参考：可以选择轻便、可调节高度的四脚拐杖，其稳定性更好；若单侧肢体无力明显，可选用单侧手杖。拐杖高度应调整至手握时肘部微屈（15~30°），使用时保持身体直立，先移动拐杖，再迈步，节奏平稳，避免急行或跳跃。当地面湿滑、光线不足或外出至陌生环境时建议使用拐杖。

（朱子薇）

15. 如何有效应对疲劳症状？

重症肌无力是一种神经肌肉接头传递功能障碍的慢性疾病，患者常伴有明显的疲劳感。其主要症状表现为骨骼肌的波动性无力和易疲劳，特点是活动后加重，休息后减轻。当不同肌群出现无力时，身体容易产生疲劳感，这是因为肌肉力量不足，导致机体无法有效完成日常动作，从而在短时间内感到疲惫。针对重症肌无力患者出现的不同类型疲劳症状，可采取不同的应对方法。一般来说,重症肌无力最早受累的肌肉多为眼外肌,随后可能逐渐发展为四肢肌、躯干肌及呼吸肌,也有部分患者以全身性症状为起始表现。总体而言,重症肌无力患者为缓解疲劳症状,需遵医嘱规范用药,并避免过度劳累。在此基础上,结合科学的生活方式调整与康复管理,能更有效地提升患者的生活质量。

面对不同部位的疲劳症状,可以采取不同的应对措施。**眼外肌**疲劳主要表现为复视、交替性或波动性眼睑下垂及视物重影等。如果面部肌肉也受到影响,则可能出现“苦笑面容”或“面具脸”,这种现象被称为“表情累”。为缓解此类症状,您可以尝试用眼罩或纱布遮住一侧眼睛、调整生活习惯或佩戴特殊眼镜等方法。

当**四肢肌或躯干肌**受累时,患者主要表现为四肢无力或活动费力。对此,在遵医嘱规范用药的基础上,患者应保证充分休息,避免从事体力劳动和负重运动,以减轻肌肉负担。由于肌无力可能导致行走不稳,增加跌倒风险,进而引发肌肉拉伤或骨折等二次伤害,因此外出活动时,家属应尽量陪同,确保安全,也可以使用拐杖来提高行走的安全性和稳定性。此外,在四肢肌力逐步恢复后,患者可在医生指导下进行适度运动,有助于提高生活质量、提升日常活动能力、增强肢体功能并缓解情绪问题。

当**咽喉肌**受累时,疲劳主要表现为吞咽困难、咀嚼费力及饮水呛咳等,您可以通过改变食物或液体的性状、优化进食姿势、少食多餐等方法来缓解疲劳。

当**呼吸肌**受累时,患者会出现不同程度的呼吸困难和费力。在急性加重期,此类症状尤为明显,不仅表现为呼吸困难,还可能伴有咳嗽无力、痰液难以咳出等情况。此时,部分患者需采取半卧位或端坐位以缓解呼吸不适,该姿势有助于减轻膈肌压力,使呼吸更为顺畅。对于轻度呼吸困难者,可在医生指导下通过制氧机经鼻导管吸氧,保证氧气供应;若呼吸困难加重,应遵医嘱使用无创呼吸机辅助通气。关于因排痰困难所致的疲劳,可以通过有效的咳嗽、背部叩击、体位引流、药物祛痰等方法进行缓解。溴吡斯的明作为一种抗胆碱酯酶药物,虽可增强肌肉收缩力,但也会刺激呼吸道分泌物增多。因此,部分患者在用药过程中可能出现呼吸道

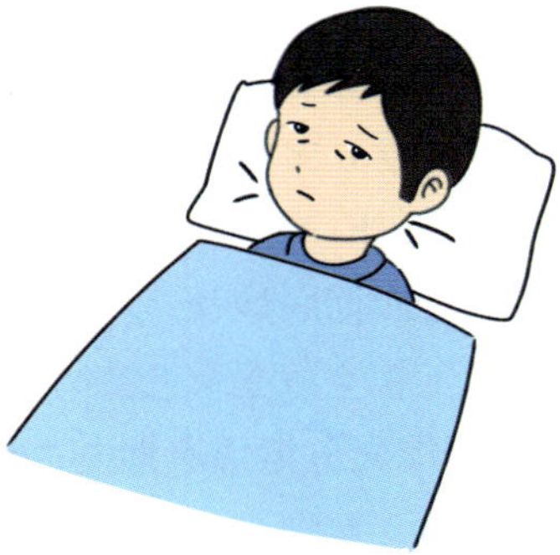

分泌物明显增加、持续咳嗽及排痰困难，进而加重疲劳感。针对这一情况，建议患者在家中自备指夹式血氧饱和度检测仪，以便实时监测血氧水平。

重症肌无力的疲劳管理需“分部位、个体化、多维度”进行。通过识别不同肌群的受累表现，结合药物治疗、生活方式调整与专业支持，患者可有效减轻疲劳，提升生活质量。一旦症状加重，尤其是出现呼吸困难、吞咽障碍或持续呛咳，请及时就医，避免延误治疗。

（朱子薇）

16. 如何进行有效排痰?

全身型重症肌无力患者若出现呼吸肌群受累，常表现为咳嗽无力，进而导致排痰困难。由于吸气肌无力可引起肺容积减少，呼气肌无力则导致胸膜腔内压不足，二者共同作用显著降低咳嗽效能。即使痰液量与正常人相当，患者也因咳嗽无效而难以清除呼吸道分泌物，从而大大增加误吸、气道阻塞及肺部感染等并发症的风险。痰液在肺部淤积也会进一步堵塞气道，加重感染，引发胸闷、气短、血氧饱和度下降，严重时甚至可导致呼吸衰竭。因此，对重症肌无力患者而言，掌握并实施有效的排痰措施至关重要。有效的排痰方法有以下几种。

（1）**有效咳嗽法**：咳嗽训练是一项有助于重症肌无力患者增强排痰能力、改善呼吸功能的重要方法。该方法仅适用于呼吸肌功能未完全受累且能主动配合的患者，这个过程分为三个循序渐进的步骤：①呼吸控制，将一只手置于腹部，用鼻子缓慢吸气，感受腹部随着吸气逐渐隆起；然后通过口部缓慢呼气，使腹部自然回落。若张口呼气感到费力，可采用“噘嘴呼气法”。这种腹式呼吸方式能有效动员膈肌，促进空气深入下肺叶，提升通气效率。该组练习重复 6 次。②胸肋扩张练习：双手轻放于下肋缘处，用鼻子深吸一口气，感受吸气时下胸部向外扩张，推动双手微微分开；吸满后屏住呼吸约 3 秒，随后缓慢而彻底地从口中呼出。呼气过程中，注意下肋部逐渐回缩。这一练习有助于将空气送入更细小的气道，到达痰液后方，为后续排痰创造空间。同时，它能充分激活膈肌与肋间肌，扩大胸腔活动范围，增强肺通气量。该组练习重复 3~5 次。③强迫呼气技术：进行这个训练前可以想象您的前方放了一面镜子，您要在这面冰冷的镜子上“哈”出雾气。在呼吸阶段，应张开嘴巴，快速哈气。如果可以的话，您可以让吐气的速度更加短促快速。通过这样的练习，可以帮助引发咳嗽动作，促进痰液排出肺部。1~2 个强迫呼气结束后进行休息，以免引起胸部紧张感，后续可再根据需要进行重复。结束后，休息 10 分钟，再进行这三个阶段的循环练习，直到感觉呼吸轻松，痰液被排干净。

（2）**背部叩击法**：操作者需五指并拢微屈，形成“空杯状”手势，依靠腕关节发力，自下而上、由外到内，有节奏地叩击患者背部，利用振动和重力作用，使附着在肺泡、支气管壁上的痰液松动脱落，移行至大气道，再通过咳嗽排出体外。操作时应注意力度，尤其对于体型偏瘦、严重骨质疏松或凝血功能障碍的老年人，应避免用力过猛，以防造成肋骨骨折或皮下出血。同时，叩击应避开心脏区、脊柱、骨突部位、乳房及伤口等区域。对于存在胸背部肿瘤、肺栓塞、严重胸壁疼痛、不稳定型心绞痛、明显出血倾向或肋骨骨折等情况的患者，应禁止进行叩背。

（3）**体位引流法**：利用重力，将病变肺段置于高位，使积聚在支气管和肺内的分泌物顺体位引流至大气道，便于咳出。每次引流建议维持目标体位 10~20 分钟，每天进行 1~2 次，清晨或睡前最佳，有助于清除夜间积聚的痰液。实施前应评估患者耐受情况，避免因体位改变而诱发呼吸困难或不适。

（4）**药物祛痰、化痰**：可选用蜜炼川贝枇杷膏、急支糖浆、肺力咳合剂等具有化痰止咳作用的中成药，帮助缓解呼吸道症状。西药方面，如高渗盐水、甘露醇、愈创甘油醚、氯化铵、溴己新等祛痰剂，虽不直接降低痰液中黏蛋白的黏稠度，但可通过刺激呼吸道分泌或增加分泌物含水量，提升痰液清除效率。您还可以通过雾化吸入进行化痰，该方法是利用雾化装置将药物或水分转化为微小颗粒，随呼吸进入呼吸道和肺部。雾化可直接湿化气道，稀释痰液，降低其黏稠度，从而促进痰液排出。常用雾化药物包括生理盐水、乙酰半胱氨酸、氨溴索等，可根据医生建议选择适合的方案。

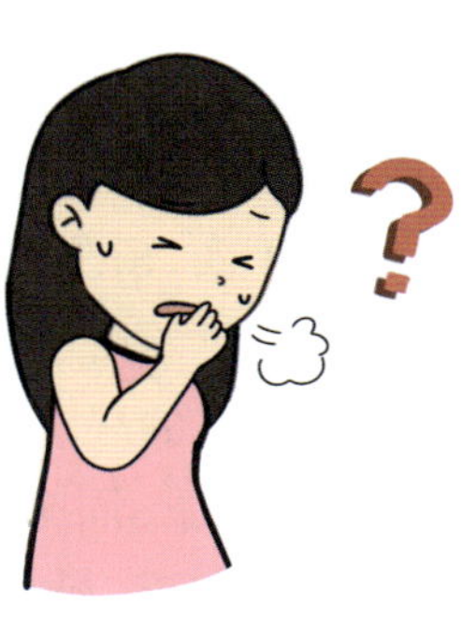

排痰后的护理过程也至关重要，排痰后应及时漱口，保持口腔清洁，预防继发感染；观察排痰效果，留意患者胸闷、气促等症状是否缓解；适量饮水，有助于气道湿化，使黏稠分泌物变稀，更易咳出。科学、规范的排痰管理是预防重症肌无力患者肺部并发症的关键环

节。患者应在医生指导下，根据自身病情选择合适的排痰方法，并坚持执行，以维护呼吸功能，保障生命安全。一旦出现呼吸困难加重、痰量增多或血氧下降等情况，请您立即就医。

（朱子薇）

17. 如何预防感染？

在导致重症肌无力病情复发、肌无力危象的众多因素中，感染占据首要位置。其中，最常见的感染类型为呼吸道感染和尿路感染。感染不仅会加重患者的症状，严重情况下还可能导致呼吸衰竭，甚至引发肌无力危象。因此，预防感染对于重症肌无力患者来说至关重要。

在日常生活中，重症肌无力患者可以通过以下方式预防感染：第一，**勤洗手，注意个人卫生**。预防感染最经济且有效的措施之一是保持良好的手部卫生。正确的洗手习惯能够显著降低细菌和病毒的传播风险。建议采用"七步洗手法"进行手部清洁，确保彻底去除手部病原体。此外，早晚刷牙维护口腔卫生，定期刮胡子、剪指甲，减少细菌藏匿的机会。外出到公共场所时尽量佩戴口罩，以减少接触性感染的风险。第二，**注意饮食卫生和安全**。从安全角度出发，吞咽困难的患者应选择适合自己吞咽能力的食物，确保进食过程的安全性，从而降低因呛咳和误吸引起的肺部感染风险。从卫生角度来看，应尽量避免食用生冷食物，确保所有食物都彻底清洗和煮熟，以减少肠道感染的可能性。使用不同的砧板和刀具处理生食和熟食，防止交叉污染。第三，**维护环境卫生，做好个人防护**。良好的居家环境有助于预防感染。保持室内清洁、通风，定期清洁常用物品，避免灰尘积聚，可有效减少呼吸道感染的发生。在流行性感冒高发期，尽量减少前往人群密集的公共场所。如有必要接种流感疫苗，请事先咨询医生，确保疫苗适合您的健康状况。第四，**预防尿路感染**。尿路感染在女性、老年人及免疫力较低的人群中较为常见。由于活动受限、饮水不足或需要使用导尿管等，重症肌无力患者面临更高的尿路感染风险。预防尿路感染的关键在于保持充足的水分摄入，促进排尿；同时，注意个人卫生习惯，如厕后由前向后擦拭，避免将肠道细菌带入尿道；勤换内裤，保持外阴清洁。对于有性生活的患者，应注意双方生殖器的清洁。对于存在排尿困难的患者，留置导尿管是常用的治疗手段，但需定期更换导尿管和尿袋，并严格遵循无菌操作规程，防止感染。

通过上述多方面的综合预防措施，重症肌无力患者可以有效降低感染的风险，进而减少病情复发的可能性。重症肌无力患者需要在日常生活中持续践行这些预防策略，以确保最佳的生活质量。一旦出现感染迹象，如发热、咳嗽加剧、尿频尿痛等，请您及时就医。

（朱子薇）

18. 如何居家康复训练？

重症肌无力的典型特征是肌肉无力和易疲劳，在进行康复训练前，您需要明确，疲劳感是一种主观感受，并不完全等同于肌肉力量的丧失。在集中注意力或主动用力时，许多患者仍能调动出较强的力量。然而，如果因害怕疲劳而长期减少活动，反而会导致肌肉使用减少、功能退化，加速肌肉萎缩。因此，科学、合理的康复训练对于改善重症肌无力患者的日常生活能力至关重要。

需注意的是，随着持续活动，肌肉无力和疲劳感通常会逐渐加重，但经休息后可部分或完全恢复。因此，康复训练应遵循“循序渐进、个体化调整”的原则。研究表明运动康复训练对轻度和 MGFA 分类Ⅱ至Ⅳ型全身无力患者有益，老年患者也可以进行康复训练，但在训练过程中，需根据每日的疲劳感动态调整运动方式与强度，避免过度劳累诱发症状波动。居家康复训练可根据受累部位分为以下三个部分。

（1）**口面部肌肉控制训练**：眼肌型重症肌无力是最常见的类型，且该型患者常伴有口面部肌肉受累，因此口面部肌肉的锻炼对大多数患者具有重要意义。以下为可在家中进行的训练方法，每组动作建议重复 5~10 次，保持 5~10 秒。①颈部伸展与舌部对抗训练：抬头伸展颈部，头向前倾时将舌头用力顶住上腭，同时用食指轻轻下拉颈部皮肤，增强口咽部肌肉的协调性；②鼓腮呼吸训练：深吸气后屏气，双颊鼓起，再突然呼气，有助于锻炼面颊肌群；③微笑与表情控制：闭唇做大幅度微笑动作，可用手辅助拉伸；随后皱鼻、停笑、噘嘴、紧闭双唇，手指轻压下巴以增加阻力；④眉部抗阻训练：双手食指与拇指分别置于双眉内外眼角处，闭眼抬头，同时用手指下压眉毛并主动上抬对抗，保持 2 秒后放松，重复 6~8 次，结束后闭眼休息 10 秒；⑤夸张表情练习：做出惊讶表情（尽量抬高眉毛、睁大双眼、张大嘴巴），增强面部神经肌肉反应；⑥咀嚼与咬合训练：用力咬紧牙关后张开，再重复咬合；双手托住下巴，用力张口对抗手部阻力；模拟大幅度咀嚼动作，提升咀嚼肌耐力。

（2）**四肢和躯干肌力控制训练**：在安全环境下进行低强度抗疲劳训练，动作宜缓慢、有控制，避免憋气。每组动作保持 5 秒，重复 5~10 次。①头颈部训练：仰卧位，缓慢抬头使头部离床约 3cm，然后用力将头后压向枕头；②躯干训练：仰卧屈膝，双脚踩床，缓慢抬起臀部，保持正常呼吸，不憋气，维持 3 秒后放下；③上肢训练：坐于有靠背的椅子上，缓慢将手臂伸直举过头顶后缓慢放下；再将双臂向两侧打开至最大角度，保持后收回；交替进行前臂屈伸、手腕上下翘动；④下肢训练：坐姿下，缓慢伸直一条腿，脚背尽力上勾至最大角度，保持后收回；再将小腿后勾至极限，双侧交替进行。

（3）**呼吸肌控制训练**：呼吸肌无力是诱发肌无力危象的重要因素，因此呼吸功能锻炼尤为关键。①缩唇呼吸：闭口用鼻吸气，缩唇如吹口哨状缓慢呼气，呼气时间应为吸气时间的 1~2 倍，有助于延长气道开放时间，改善气体交换。②腹式呼吸：取卧、坐或站立位，一手放胸前，一手放腹部，吸气时腹部鼓起（胸部不动），呼气时腹部内收，配合缩唇慢呼，每次练习约 5 分钟。③吹气球训练：选择合适大小的气球，深吸气后尽力吹胀，每天 2 次。通过主动呼气来增强呼吸肌力量，促进肺扩张，提高肺活量。④呼吸操（每个运动进行 10 次）：仰卧，两拳屈肘于胸前伸展，配合平静深呼吸；双臂交替向前上方伸展；双腿交替屈伸；双腿屈膝，双臂上举外展时深吸气，放下时缓慢呼气。

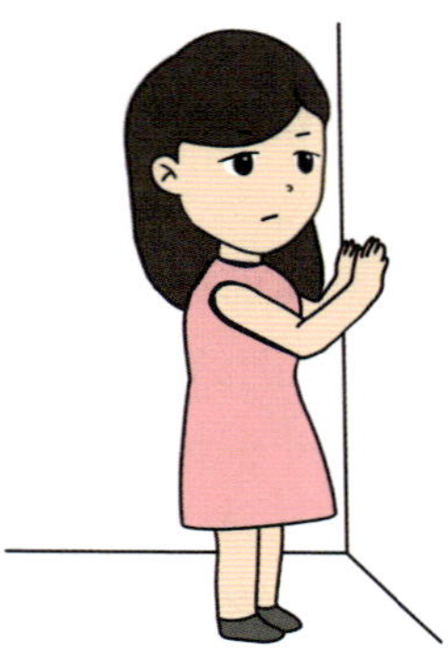

通过上述系统化的居家康复训练，轻中度重症肌无力患者可在医生指导下逐步增强肌肉耐力、改善功能状态、延缓肌肉萎缩，并提升生活质量。训练过程中应以“不诱发明显疲劳或症状加重”为原则，注重节奏与休息。若出现呼吸困难、严重乏力或症状恶化，应立即停止训练并及时就医。坚持科学锻炼，配合规范治疗，才能更好地掌控疾病，回归积极生活。

（朱子薇）

19. 八段锦对重症肌无力患者有帮助吗?

八段锦是一种安全、温和且适合长期坚持的康复锻炼方式，对重症肌无力患者具有积极的帮助作用。作为一种传统的中医导引术，八段锦动作缓慢、柔和、连贯，强调“调身、调息、调心”相结合，特别适合肌力下降、易疲劳的重症肌无力患者，其在增强体质、改善功能和提升生活质量方面具有如下多重益处。

（1）**增强肌肉耐力与力量**：八段锦通过一系列伸展、抬举、拉伸等动作（如“双手托天理三焦”“调理脾胃须单举”），在低强度下对肩、背、四肢等部位的肌肉进行温和锻炼。虽然每次发力较小，但长期坚持可逐步提升肌肉的耐力和协调性，帮助患者在日常生活中更轻松地完成抬手、拿物、行走等动作。

（2）**改善呼吸功能**：重症肌无力患者可能出现呼吸肌无力，影响通气功能。八段锦注重呼吸与动作的配合，讲究“起吸落呼、开吸合呼”，通过规律的深呼吸训练，有助于增强呼吸肌力量，提高肺活量，改善呼吸效率，减轻气短、喘息等不适。

（3）**提升身体协调性与平衡能力**：疾病可能导致肢体动作不协调、行走不稳。八段锦的动作设计注重身体各部位的协同配合（如“左右开弓似射雕”），有助于提高神经与肌肉的协调性，增强平衡感，降低因肌无力导致的跌倒风险。

（4）**调节情绪，缓解心理压力**：长期患病易引发焦虑、抑郁等情绪问题。八段锦在舒缓的节奏中进行，配合专注的呼吸与动作，有助于放松身心，转移患者对疾病的过度关注，调节情绪，提升心理韧性，增强战胜疾病的信心。

（5）**促进气血运行，辅助中医调理**：从中医角度看，重症肌无力多属“痿证”，与脾胃虚弱、气血不足有关。八段锦通过疏通经络、调和气血、健脾益气，与中医“脾主肌肉”的理论相契合，可作为药物治疗的有益补充。

（朱子薇）

20. 中医五行音乐对重症肌无力患者保持健康有帮助吗?

中医五行音乐疗法作为一种传统身心调节方法，对于重症肌无力患者保持身心健康具有一定的辅助作用。虽然目前尚无直接证据表明其能显著改善肌无力症状，但其在调节情绪、缓解疲劳、促进整体平衡方面的潜在益处值得关注。

中医五行音乐疗法基于"五音入五脏"的理论，将宫、商、角、徵、羽五种音调与脾、肺、肝、心、肾五脏相对应，通过聆听特定音乐来调节脏腑功能和情志状态。重症肌无力在中医理论中多归属于"痿证"，认为与脾胃虚弱、气血不足、肝肾亏虚密切相关。因此，从中医整体调理的角度出发，适当运用五行音乐可能起到以下积极作用。

（1）**调节情绪，缓解焦虑与抑郁：**重症肌无力患者常因病程长、症状波动而产生焦虑、忧郁、恐惧等负面情绪，这些情绪问题可能加重病情。聆听舒缓的角音（属肝，如《紫竹调》）或徵音（属心，如《喜洋洋》），有助于疏肝解郁、养心安神，帮助患者放松心情，建立积极心态，增强战胜疾病的信心。

（2）**改善睡眠质量：**睡眠不足会加重肌无力症状。羽音（属肾，如《二泉映月》）或宫音（属脾，如《春江花月夜》）的音乐通常节奏缓慢、意境深远，有助于宁心安神，改善入睡困难和睡眠浅的问题，从而促进身体恢复。

（3）**辅助调节脏腑功能：**中医认为"脾主肌肉"，脾胃功能强健有助于肌肉获得充足滋养。聆听宫音类音乐（对应脾），被认为可健脾和胃，虽不能直接增强肌力，但可能通过调节消化功能、改善食欲，间接支持营养摄入和气血生化，为身体康复提供基础。

（4）**减轻疲劳感，提升整体舒适度：**音乐疗法可通过影响神经系统，降低交感神经兴奋性，缓解肌肉紧张和主观疲劳感。在安静环境中聆听适宜的五行音乐，有助于患者进入放松状态，减轻因疾病带来的身心负担。

中医五行音乐疗法虽不能直接改善重症肌无力的肌肉无力症状，但作为一种非药物性心理和情绪调节方式，有助于改善患者的心理状态、睡眠质量和整体舒适度，从而间接支持疾病的长期管理。患者可在专业人员指导下，将其融入日常生活，作为促进身心和谐的辅助保健方法。

（朱子薇）

21. 重症肌无力患者日常可以用哪些工具进行自我监测？

重症肌无力患者在日常生活中，通过使用一些简单、实用的工具进行自我监测，有助于及时发现病情变化、评估治疗效果，并在复诊时为医生提供客观依据。以下是一些推荐的自我监测方法和工具。

（1）**重症肌无力日常生活能力量表（MG-ADL）**：MG-ADL是最常用的患者自评工具，包含8项与日常生活密切相关的症状评估，如眼睑下垂、复视、言语不清、吞咽困难、肢体无力、呼吸状况等。每项按0~3分评分，总分在0~24分，总分越高表示症状越重。通过记录分数变化，可以直观了解病情波动趋势。

（2）**重症肌无力定量评分（QMG）**：QMG是评估全身型重症肌无力症状严重程度的关键指标，其包括复视、眼睑下垂、闭目无力、吞咽困难、构音不清、肺活量、四肢近端肌力（4项）、握力（2项）和颈屈力在内的13个项目。每项按0~3分评分，总分在0~39分，总分越高表示症状越重。

（3）**重症肌无力复合量表（MGC）**：MGC是集合了ADL量表中咀嚼、吞咽、言语和呼吸部分和QMG中眼肌疲劳试验和徒手肌力评估的复合量表。总计10个项目，总分范围为0~50分，评分越高，表示肌无力程度越严重。

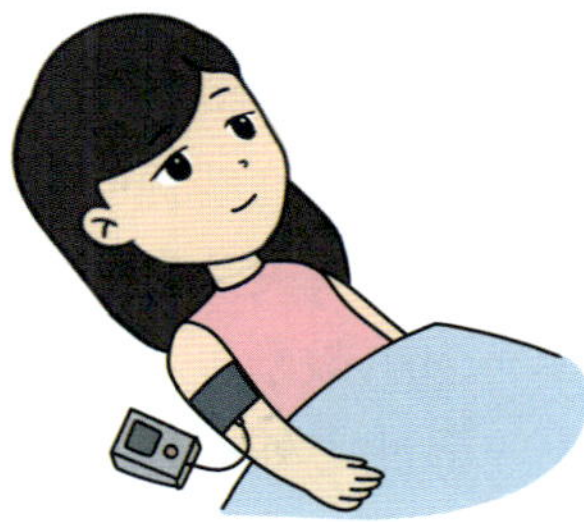

重症肌无力患者与医生相互配合，通过合理使用上述工具，可实现有效的自我监测。关键在于坚持记录、识别异常、及时沟通，一旦发现症状明显加重、吞咽或呼吸困难，应立即就医，避免延误治疗。

（朱子薇）

22. 有没有可以帮助患者在家管理疾病的软件？

目前，除了正在开发的重症肌无力健康管理软件之外，还有多种数字化工具和健康管理平台可以帮助患者有效地管理疾病。这些软件通过症状追踪、用药提醒、远程咨询和患者教育等功能，提升患者自我管理能力，增强与医疗团队的沟通效率。

（1）**中国重症肌无力患者健康管理与社群服务APP**：北京爱力重症肌无力罕见病关爱中心在2022年第二届北京市公益创投大赛中申报了“中国

重症肌无力患者健康管理与社群服务 APP”。该项目旨在为重症肌无力患者开发一款集疾病知识、健康自评、康复管理、社群交流等功能于一体的手机应用程序，通过“全人康复”理念和“同侪陪伴”服务模式，帮助患者提升自我健康管理能力与康复水平。该项目正处于筹备阶段。

（2）**用药提醒与健康管理类 APP：**部分重症肌无力中心开发了患者管理 APP。比如复旦大学附属华山医院推出的“重症肌无力自我管理平台”小程序，致力于为患者提供全方位、智能化的疾病管理服务，打造“线上 + 线下”一体化的“空中病房”。平台围绕患者需求，构建四大核心模块：自我管理、治疗管理、社区与照顾者支持、心理与社会支持，帮助患者实现从院内到居家的全程科学管理。在**自我管理**板块，患者可通过“症状自我监测”“生活方式监测”“MG 评估”功能，定期记录身体状况，及时发现病情变化；同时提供“重症肌无力专病预问诊”服务，帮助患者高效准备门诊咨询，提升就医质量。**治疗管理**模块聚焦用药安全，设有“药品清单”功能，方便患者管理多种药物的使用时间与剂量，并可记录和反馈用药不良反应，便于医生动态调整治疗方案。**社区与照顾者支持**为患者及家属提供“自我照顾支持”指导，并开通“在线提问医护团队”通道，让专业支持触手可及。此外，**心理与社会支持**板块关注患者情绪健康，提供“情绪管理”工具，并设有“病友经验分享”专区，鼓励患者交流心得、互相鼓励，构建温暖的病友互助社区。

除此之外，多款通用健康管理应用也可辅助患者规律服药，它们提供个性化用药提醒功能，可设定每日多次服药时间，避免漏服或误服。部分 APP 还支持记录症状波动、体力状态、药物反应等，便于复诊时向医生提供详细病程资料。

（3）**远程医疗与在线问诊平台：**对于行动不便或居住地医疗资源有限的患者，在线医疗平台支持与神经科医生进行视频或图文咨询，实现定期随访、处方续药和病情咨询，减少频繁往返医院带来的疲劳。

（4）**可穿戴设备与健康监测工具：**智能手表或手环可监测心率、睡眠质量和日常活动量，帮助患者了解身体状态，识别疲劳趋势，合理安排休息与活动。

通过整合现有数字化工具，患者完全可以构建一套个性化的居家管理体系。建议您在医生指导下选择合适的工具，坚持记录、规律用药、定期评估，实现更安全、便捷的疾病管理。

（朱子薇）

第六章　重症肌无力患者的健康饮食

1. 重症肌无力患者的饮食原则是什么？

重症肌无力患者的饮食原则应以保障营养、促进康复、避免诱发症状为核心，在满足身体需求的同时，兼顾神经肌肉功能的稳定。合理的饮食不仅有助于增强体质、提高免疫力，还能减少吞咽困难、误吸等风险，提升生活质量。

首先，应保证均衡营养。重症肌无力患考饮食中应摄入充足的优质蛋白质（如鱼、瘦肉、蛋、豆制品），以维持肌肉质量和修复组织；增加富含钙和维生素 D 的食物（如奶制品、深绿色蔬菜、鱼类），预防骨质疏松；同时控制高糖、高盐、高脂肪食物的摄入。

其次，根据吞咽功能调整食物质地。部分患者存在咽喉肌无力，表现为吞咽困难、饮水呛咳或进食费力。对此，应选择软烂、易咀嚼、不易引起呛咳的食物，如粥、面条、蒸蛋、土豆泥、炖菜等。避免干硬、黏稠或大块食物。若吞咽困难严重，可在医生指导下进行吞咽功能训练，必要时使用增稠剂或调整饮食形态。

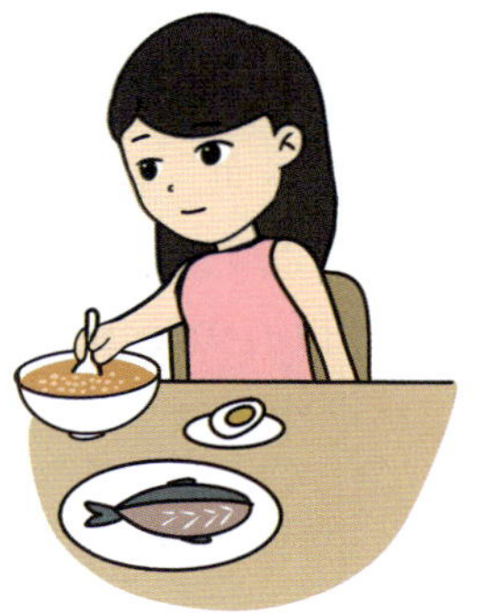

再次，注意服药与进食的时间间隔。在医生指导下，合理安排服药与进食的时间，形成稳定的进食和用药习惯，以达到最佳治疗效果。

此外，应避免可能影响神经肌肉传导的食物或

饮品。如高脂肪餐、过量咖啡因或酒精。保持规律饮食，避免暴饮暴食或长时间空腹。

最后，可采取有助于减轻进食疲劳的实用策略。例如每日安排5~6顿小餐，在体力较好时进食主餐；将食物切成小块，细嚼慢咽。若出现进食时间延长、呛咳或体重下降，应及时咨询医生，制订个体化饮食方案。

（朱奕潼）

2. 哪些食物应该尽量避免？

为避免常见副作用和疾病相关不适，以下几类食物建议谨慎食用。

（1）辛辣食物：医生常会开具抗胆碱酯酶药物来治疗重症肌无力，其副作用可能包括恶心、腹泻。为避免加重胃肠道不适，避免摄入可能刺激消化道的食物，建议选择口味温和的替代食物。

（2）高脂食物：油炸食品、快餐、加工零食和甜点，这些食物不仅可能引发肥胖，还会让人感到倦怠，加重疾病本身的疲劳感，增加重症肌无力的管理难度。

（3）高糖食物：含糖饮料（如汽水、功能饮料）、糖果、高糖甜点及加糖谷物，此类食物易引起血糖剧烈波动，破坏了能量的稳定供应，对需要维持身体功能平稳的重症肌无力患者是不利的。

（4）高盐食物：糖皮质激素常用于重症肌无力患者的症状管理，其副作用包括水钠潴留，过量摄入钠盐会加重这一反应，需减少腐乳、酱瓜、咸菜、火腿肠等加工食品以及酱油、蚝油、鸡精等调味品的摄入。

（5）酒精：酒精既可能干扰肌肉功能，还可能与您服用的药物发生相互作用，致使药效降低，建议戒酒。

总体而言，重症肌无力患者的饮食管理核心在于“趋利避害”。通过避免或限制上述可能加重症状或干扰治疗的饮食，选择温和、均衡的营养支持，可以有效提升生活质量，并为规范治疗创造更有利的身体内部环境。建议结合个人实际情况，在医生或营养师的指导下进行个性化调整。

（朱奕潼）

3. 哪些食物重症肌无力患者应该多吃?

重症肌无力患者在日常饮食中，应注重选择有助于增强体质、改善肌肉功能和促进康复的食物。科学合理的饮食不仅能够补充营养，还能帮助稳定病情、提升整体生活质量。

（1）**保证优质蛋白质的摄入：**蛋白质是构成肌肉、修复组织和维持免疫功能的基础。感染可能诱发或加重病情，而充足的蛋白质有助于提高机体免疫力，减少感染风险。建议优先选择富含优质蛋白的食物，如鸡蛋、鱼肉、禽肉、瘦肉、奶制品及豆制品（表 8）。注意：肝病、肾病患者需在医生的指导下控制蛋白质的摄入种类和摄入量。

表 8　100g 常见食物中蛋白质的含量

食物	蛋白质含量 /g	食物	蛋白质含量 /g
猪肉	15.1	杏仁	22.5
牛肉	20.0	山核桃	18.0
羊肉	18.5	北豆腐	9.2
鸡肉	20.3	南豆腐	5.7
鲤鱼	17.6	豆腐干	11.3
鲑鱼	17.2	花生	21.7
基围虾	18.2	大米	7.9
鸡蛋	13.1	小米	9.0
牛奶	3.3	玉米	4.0
酸奶	2.8	白菜	1.6
绿豆	21.6	红薯	1.4
赤小豆	20.2	马铃薯	2.6

（2）**选择健康的脂肪来源：**脂肪是重要的能量来源，并促进脂溶性维生素的吸收。推荐摄入富含不饱和脂肪酸的食物，如深海鱼（三文鱼、金枪鱼等），其中的 ω-3 脂肪酸具有抗炎特性，对神经肌肉的健康尤为有益。同时，瘦肉、牛肉等肉类提供的脂肪也是合理的能量来源，但应注意适量并选择清

淡的烹饪方式。

（3）**注重碳水化合物的摄入：**作为人体最主要的能量来源，碳水化合物提供了日常所需能量的50%~65%，是维持大脑功能、神经系统活动和肌肉收缩的基础。为实现合理摄入，应优先选择全谷物、蔬菜、豆类等富含复合碳水化合物和膳食纤维的天然食物，以确保能量稳定释放，并严格限制添加糖，避免血糖波动，从而有效支持身体机能。

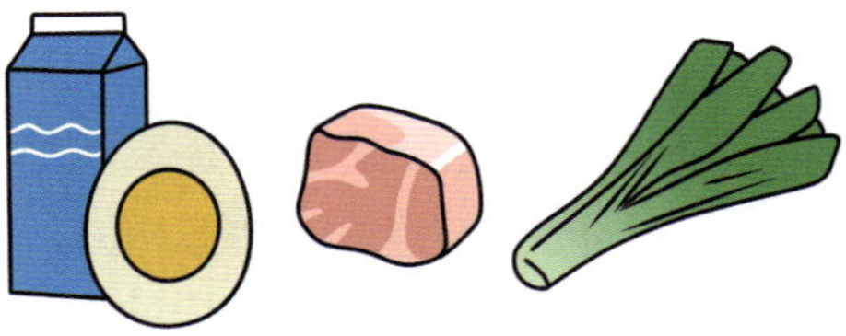

均衡摄入优质蛋白、健康脂肪、碳水化合物，有助于整体康复。重症肌无力患者在饮食方面应科学搭配、均衡营养，这样不仅能改善身体机能，还能增强对抗疾病的能力。

（朱奕潼）

4. 重症肌无力患者应该特殊补充哪些营养素？

重症肌无力患者虽然无法通过饮食直接治愈或预防疾病，但科学合理的营养摄入对于缓解症状、增强体质、减少药物副作用具有重要意义。

（1）**维持钾平衡：**钾对维持正常的肌肉收缩和神经传导至关重要。长期或大剂量使用糖皮质激素可能促进钾的排泄，导致低钾血症，从而加重肌无力、疲劳甚至引发心律失常。建议选择钾含量丰富的食物，如香蕉、菠菜、红薯、橙子、豆类和酸奶等。

（2）**保证充足的钙与维生素D摄入：**长期使用激素会加速骨钙流失，增加骨质疏松风险。充足的钙摄入（来源于牛奶、豆制品等）是骨骼健康的基础。维生素D不仅促进钙吸收，还具有免疫调节作用。重症肌无力患者的维生素D水平较低，建议对其进行常规检测并在必要时予以纠正。

（3）**重视B族维生素与维生素C摄入：**B族维生素（来源于全谷物、蛋类、瘦肉等）参与能量代谢，对维持神经健康有益。维生素C（来源于新鲜蔬果如猕猴桃、西蓝花等）具有抗氧化作用，有助于增强免疫力、减少组织炎症。

重症肌无力患者应根据自身情况，在医生或营养师指导下，合理补充钾、钙和维生素。将个体化营养干预与规范治疗相结合，不仅有助于稳定病情、改善肌力与疲劳症状，也能提升整体抗病能力，实现对疾病的长期有效管理。

（朱奕潼）

5. 服用糖皮质激素时，饮食上需特别关注哪些方面以减轻副作用？

在服用糖皮质激素控制肌无力期间，合理的饮食调整有助于减轻药物可能带来的副作用。以下是一些需要特别关注的方面。

（1）**控制体重和血糖：**糖皮质激素可能导致体重增加、血糖升高和胰岛素抵抗，应注意以下几点。

1）控制糖分摄入，限制精制碳水化合物（如白面包、甜食）和含糖饮料。

2）增加膳食纤维，多食用蔬菜、全谷物和豆类，有助于稳定血糖并增加饱腹感。

（2）**预防骨质疏松：**长期使用激素会增加骨质疏松的风险，应注意以下几点。

1）补充钙质，适量摄入乳制品、豆制品、蛋黄、带皮的虾类、虾米、海带、木耳、油菜等。

2）维持维生素 D 摄入，通过日晒或食物（如鱼类、蛋黄等）补充维生素 D，必要时在医生指导下补充钙剂和维生素 D 制剂。

（3）**防范水肿和高血压：**激素可能引起水钠潴留，增加心血管负担，应注意以下几点。

1）采取低盐饮食，避免加工食品、腌制品和高盐调味品，每日食盐摄入量逐步降至 5g 以下。

2）适量补钾，在肾功能正常的前提下，多摄入新鲜蔬菜、水果、豆类等含钾丰富的食物，有助于促进钠的排泄。

（4）**保护胃肠道：**为减少激素对胃肠道的刺激，应注意以下几点。

1）选择温和易消化食物，以蒸煮烹调为主，适量摄入瘦肉、熟软蔬菜、粥类等，避免辛辣、油腻食物。

2）避免空腹服药，避免空腹服用激素，以降低对胃黏膜的刺激。

（5）**维持肌肉与整体营养**

1）保证优质蛋白摄入，适量增加鱼、禽、蛋、瘦肉及豆制品的摄入，有助于维持肌肉质量。

2）结合适量抗阻运动，在身体条件允许的情况下，配合弹力带、自重训练等抗阻运动，并在运动后补充蛋白质，以促进肌肉合成。

总结而言，饮食调整应结合个体病情、用药剂量与疗程，并定期监测血糖、电解质、骨密度等指标。建议在医生或营养师的指导下，制订适合个人情况的饮食计划，以达到协同治疗、减轻副作用的目的。

（朱奕潼）

6. 使用免疫抑制剂期间，如何通过饮食管理降低感染风险并保护肝肾功能？

在使用免疫抑制剂期间，科学的饮食管理对降低感染风险、保护肝肾功能至关重要。

（1）**绝对避免的饮食相互作用：**葡萄柚（西柚）及相关水果（蜜柚、石榴等）中的呋喃香豆素成分会抑制肠道和肝脏中的药物代谢酶（CYP3A4），导致他克莫司、环孢素等药物的血药浓度异常升高，大幅增加肾毒性、神经毒性的风险，应尽量避免食用。

（2）**降低感染风险的食品安全核心原则：**免疫抑制状态下，防御食源性致病菌（如沙门氏菌、李斯特菌）是首要任务。①彻底清洗：所有生食的蔬菜水果都必须在流动的清水下彻底冲洗干净，即使是有机食品也不例外。②生熟分开：处理生肉、禽、鱼、海鲜的砧板、刀具、餐具必须与处理即食熟食的严格分开，避免交叉污染。③彻底加热：避免所有生食，包括生鱼片、寿司、半熟的牛排、非全熟鸡蛋（如溏心蛋、生鸡蛋）。确保肉类、禽类、鸡蛋和海产品的中心温度达到安全标准。避免饮用未经巴氏消毒的牛奶及其制品。④安全储存：烹饪后的食物应尽快食用。剩余食物需在2小时内放入冰箱冷藏，再次食用前必须彻底加热。建议尽量避免食用剩菜。⑤规避特定高风险食物：生豆芽、苜蓿芽等，其潮湿的萌发环境易滋生细菌。久置的即食熟食：如超市预制的沙拉、凉拌菜。未烧开的水源：饮用开水、合格的瓶装水或经可靠方式过滤的纯净水。发霉食物：果断丢弃任何发霉的水果、面包、坚果等。

（3）**保护肝肾功能的营养策略：**合理的营养摄入有助于减轻药物对肝肾的代谢负担。①优化蛋白质摄入：肝肾功能正常时，应保证充足的优质蛋白摄入（如瘦肉、鱼类、鸡蛋、低脂奶制品、豆制品），以支持免疫力和组织修复。需要注意的是，若出现肾功能异常（如血肌酐升高、估算肾小球滤过率下降），则需在医生或营养师指导下严格限制每日蛋白质总量，以减轻肾脏负担。②避免摄入增加肝肾负担的物质：严格戒酒，酒精本身具有肝毒性，与免疫抑制剂合用会显著增加肝损伤风险。谨慎用药/保健品：切勿自行服用未经医生同意的药物、草药或膳食补充剂，以防未知的肝肾毒性或药物相互作用。③关注电解质平衡：服用他克莫司、环孢素时，慎食富钾食物以防高钾血症。服用糖皮质激素时，则需保证富含钾食物的摄入，以防低钾血症。血钾管理方向应遵循医嘱并依据定期血液检查结果进行动态调整。

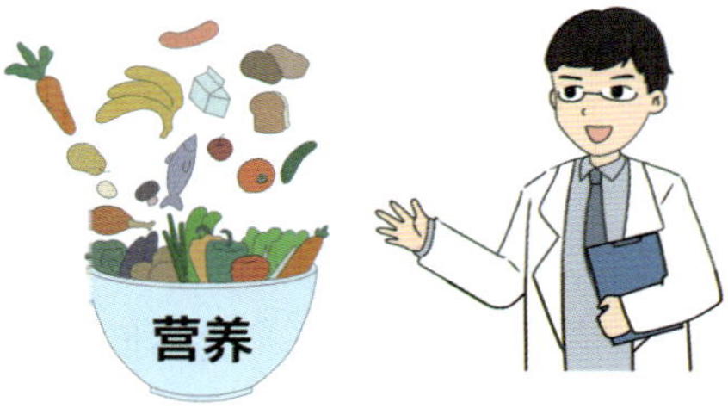

（朱奕潼）

7. 如何管理体重（预防肥胖或消瘦）对控制病情有益？

核心目标是将身体质量指数（body mass index，BMI）维持在 18.5~23.9kg/m^2 的健康范围内。这需要从饮食和运动两方面入手。

（1）**针对超重/肥胖的管理**

1）**创造温和的能量缺口：**①切忌快速节食，在保证营养充足的前提下，每日减少 500 千卡左右的热量摄入，以实现每周 0.5~1 公斤的缓慢、稳定的体重下降。②增加饱腹感，优先选择高纤维、高水分的食物，如蔬菜（烹饪使之软化以方便咀嚼）、低糖水果和全谷物。

2）**优化饮食结构：**①优质蛋白质，保证足量的瘦肉、鱼、禽、蛋、豆制品和奶制品。蛋白质有助于在减重期间维持肌肉量，并增强饱腹感。②健康脂肪，选择富含不饱和脂肪酸的食物，如橄榄油、牛油果、坚果（如能安全吞咽）、深海鱼等。③限制精制碳水，减少甜点、含糖饮料、精白米面等的摄入。

④安全地进行体育活动，在医生或物理治疗师的指导下进行。运动的原则是“量力而行，避免过度疲劳”。重点推荐散步、游泳、水中漫步、太极拳、温和瑜伽等有氧运动，这些运动既有助于燃烧脂肪，又对关节负担小。力量训练极其重要，但需非常谨慎。应从极轻的阻力（如弹力带）开始，重点锻炼核心肌群和大的肌群，目的是改善功能而非增肌。绝对避免在症状加重期或感到疲劳时进行。

（2）**针对体重过轻（消瘦）的管理：**

1）**创造能量盈余：**①目标是增加摄入，少食多餐（每日5~6餐），减少单次进食的负担；②提高营养密度，在食物中添加热量，如在粥、汤、土豆泥中加入奶粉、蛋白粉、坚果酱、橄榄油或牛油果。

2）**优先保障蛋白质摄入：**①蛋白质是构建和修复肌肉的关键，优先选择优质蛋白质，如瘦肉、鱼、禽、蛋、豆制品和奶制品等，将蛋白质摄入分散到各餐中，避免空腹补充蛋白和一次性摄入过多，以利于更好地吸收和利用。推荐动物性蛋白总摄入量不低于每天120g；液态奶或等量的奶制品每天总摄入量为300~500ml；大豆及其制品是植物中的优质蛋白，建议摄入量不低于每天15g（肝硬化、肾脏病患者的蛋白质摄入量需严格遵医嘱）。②如果经口摄入困难，建议使用医学营养补充剂（如口服营养补充液、营养补充粉剂等），它们在少量体积内提供高能量和高蛋白，且质地均匀易于吞咽。

3）**处理吞咽困难：**调整食物质地（泥状、糊状），可使用增稠剂，学习安全吞咽技巧，确保能够摄入足够营养。

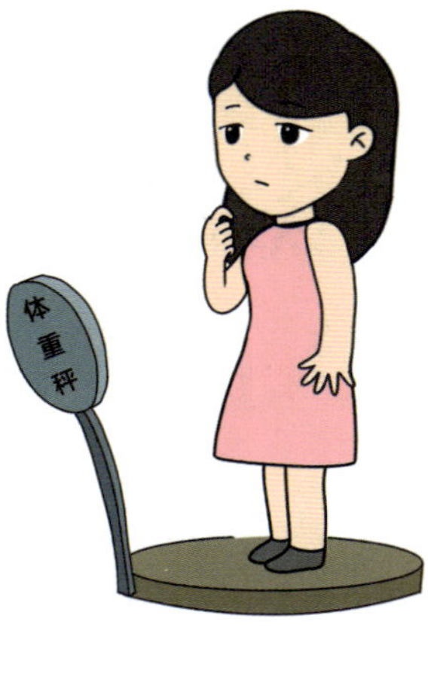

4）**适应性运动：**在体力允许的情况下，进行适度的活动（如床上脚踏车、手臂伸展）。

对重症肌无力患者而言，将体重维持在健康范围是一项重要的辅助治疗策略。健康体重可以减轻身体负担、保留肌肉功能、减少并发症、优化药效，从而帮助更好地控制病情，提升生活质量。管理体重的过程本身也是学习与疾病共存、深入了解自己身体的过程，请务必与您的医疗团队保持紧密合作。

（朱奕潼）

8. 吞咽困难的患者如何保证足够的能量和蛋白质摄入？

重症肌无力患者出现吞咽困难时，营养摄入不足会导致体重下降、肌肉萎缩和乏力，严重影响生活质量和治疗效果。保证足够的能量和蛋白质摄入，需要采用“**改良饮食质地＋高能量高蛋白营养策略＋安全进食技巧**”三位一体的方法。

（1）**医疗评估与康复指导：**在调整饮食前，必须首先寻求专业医疗评估。

1）吞咽功能评估：由医生或言语治疗师确定患者安全的食物和液体稠度等级（如果冻状、蜂蜜状等），以最大程度降低呛咳和吸入性肺炎的风险。

2）进食技巧训练：学习特定的安全进食技巧，如调整进食姿势（如低头吞咽）、采用小口慢咽、多次吞咽等方法。

（2）**饮食质地改良让食物易吞咽更安全：**根据评估结果，将普通食物进行改造。

1）泥状、糊状饮食：将食物彻底煮软，用料理棒或食物调理机打成细腻、顺滑、无颗粒的泥状。可以加入适量的水、肉汤、牛奶、酱汁等来调整稠度。可选食物包括主食类——米糊、燕麦糊、土豆泥、南瓜泥、山药泥、粥打成的糊等，蛋白质类——蒸蛋羹（鸡蛋羹）、鱼肉泥、豆腐泥、打碎的肉糜（需与汤汁充分混合）等，果蔬类——牛油果泥、香蕉泥、苹果泥（蒸熟后打碎）、胡萝卜泥、西蓝花泥等。

2）增稠液体：避免直接饮用白水、清汤等稀液体，易引发呛咳。使用食品增稠剂将水、牛奶、果汁、汤等增稠至所需的“蜜糖状”“布丁状”等黏稠度。也可以利用天然食材来增稠，如用藕粉、米粉、山药粉等来勾芡汤羹。

（3）**高能量、高蛋白营养强化策略：**在有限的食量下，提高每一口食物的“营养密度”至关重要。

1）添加优质油脂：在泥糊食物中混入植物油，如橄榄油、核桃油、亚麻籽油、山茶油等，每餐加 5~10ml，或加入牛油果、芝麻酱等以高效增加能量。

2）最大化蛋白质摄入：优先选择高蛋白食材制作泥糊，如鸡肉、鱼肉、虾、豆腐、鸡蛋等。在粥、汤、糊或牛奶中额外添加乳清蛋白粉或大豆蛋白粉，用全脂牛奶或配方奶粉代替水来制作食物。

3）使用医学营养品（口服营养补充剂）：全营养配方粉（如肠内营养粉剂、整蛋白型肠内营养剂）的能量蛋白质配比科学，可作为两餐间的加餐或部分代餐，在医生或营养师指导下使用。

（4）安全进食的安排与技巧

1）优化进食姿势与环境：进食时保持坐直，头部略微前倾。确保环境安静，避免分心，专心致志于吞咽过程。

2）掌握进食节奏：采用“小口、慢咽、多吞咽”的原则。将一日三餐改为一日多次小餐，以减轻进食疲劳感，并可在肌力最好的时段（如晨起或服药后）安排主餐。

3）密切监测与及时干预：定期监测体重。若吞咽困难持续加重，导致营养摄入不足或体重下降，应及时复诊，必要时考虑进行吞咽康复训练或在医生指导下采用鼻饲等营养支持方式。

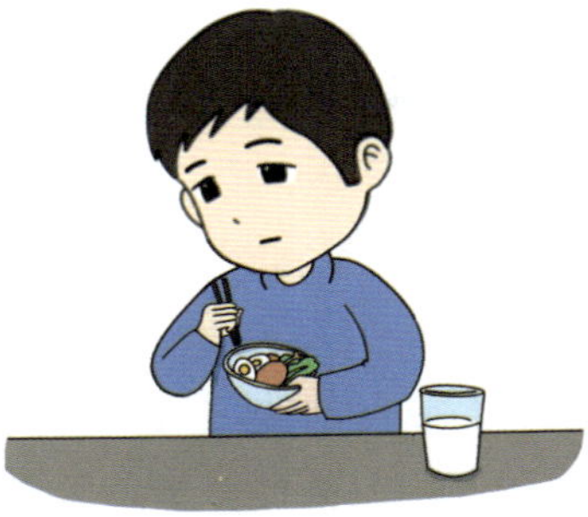

通过个体化的饮食质地改良、营养强化和安全进食实践，大多数吞咽困难患者能够实现安全、有效的营养支持，从而维持体重、保存肌肉量，并提升整体生活质量。

（朱奕潼）

9. 匀浆膳怎么制作？

匀浆膳是管饲饮食中的一种，是由多样食物混合制成的流质状态。匀浆膳以新鲜的天然食材为主要原料，通过合理设计配方和选择食物以满足患者营养需求。一个基本的匀浆膳应包含以下六大营养素，分别为主食类（碳水化合物）：提供能量，如米粥、面条、馒头、面包、土豆、山药等；蛋白质类：修复组织、维持免疫，如鸡蛋、牛奶、瘦肉（鸡肉、鱼肉、瘦猪肉）、豆腐、豆浆等；蔬菜类：提供维生素、矿物质和膳食纤维，如胡萝卜、菠菜、西蓝花、南瓜等；水果类：提供维生素和果糖，如香蕉、苹果、猕猴桃等；油脂类：提供必需脂肪酸和高密度能量，如植物油（橄榄油、菜籽油）、芝麻油、奶油等；水或汤类：调节浓度，补充水分，如温开水、去油肉汤、鱼汤等。

匀浆膳的制作步骤如下：①将谷类食品如粥、面条、面片或馒头等处理成较软烂的饭状；同时，将鸡蛋、肉类、蔬菜和豆腐等食物煮熟后切碎；牛奶或豆浆煮沸后，与适量的糖、油、盐等调味品混合。②若需添加鱼类，应先将鱼肉清洗干净，去除鱼皮并仔细剔除所有鱼刺；鸡蛋煮熟后剥去蛋壳。将所有准备好的食物一同放入搅拌机中，充分搅打至细腻成浆。随后加入适量清水，将总体积调至 1 500~1 800ml，并确保每日摄入约 200ml 的蔬菜汁或果汁，加入后再次搅拌均匀，形成营养全面的匀浆液体；③匀浆膳可于早晨一次性制备全天所需用量。每次喂食时，根据需要取出相应分量并加热即可，未使用的部分应立即密封并冷藏保存。由于匀浆膳富含营养，容易滋生细菌，冷藏保存时间不应超过 24 小时。为保证食品安全与营养品质，建议每日新鲜配制，避免长时间存放。

（许雅芳）

10. 中医食疗方有哪些推荐？

中医认为重症肌无力多与“脾胃虚损”有关，因此在日常饮食中应多选择甘温补益类食物，以健脾益气、增强体质。这类食物包括：牛肉、猪肉、兔肉、鸡肉、鱼肉、鸡蛋、牛奶等优质蛋白来源，有助于修复组织、维持肌肉质量；蔬菜类如韭菜、生姜、莲藕、番茄、土豆等，具有温中健脾的作用；水果类如苹果、橙子、葡萄、杨梅、石榴、桃子、枇杷、桂圆等，富含维生素和矿物质，可增强抵抗力。此外，适量食用栗子、核桃仁、花生等坚果，也有助于补肾益气、滋养精血，对整体康复有益。

重症肌无力的食疗方：甲鱼 1 只，冰糖 10g，生姜 20g，大葱 30g，花椒 20 粒，熟猪油 20g，竹笋 60g，精盐 3g，八角 1 个，红酱油 15g，味精 1g，大蒜 40g。把甲鱼放进沸水里煮熟后，剥去外壳，清洗厚皮、指甲、肠道，切成小块后，再次放入沸水中洗净血水；将竹笋切成马耳朵的形状。锅放油，烧至六成熟时，下甲鱼肉块，炒干水；加入盐、红酱油、生姜、葱花、花椒、大蒜，继续翻炒；加水煮成鲜汤，去沫，放入八角、竹笋；用小火慢慢炖煮，直到甲鱼熟肉变软；取出生姜、葱段、八角、花椒，直到汤汁浓稠。

（许雅芳）

第七章 重症肌无力患者如何更好地保持心理健康

1. 重症肌无力患者如何调整心理状态？

重症肌无力是一种慢性、易波动的疾病，患者常因症状反复、行动受限、外貌改变等问题产生焦虑、抑郁、自卑或无助感。这些情绪不仅会影响患者的日常生活质量，还可能对治疗依从性和整体健康产生负面影响。因此，调整心理状态是疾病管理的重要组成部分，一个积极的心态不仅有助于提升治疗效果、增强免疫力，还能帮助患者更好地应对生活中的各种挑战，享受充实美好的生活。

（1）**正确认识疾病是心理调适的基础**：尽管重症肌无力的症状可能令人困扰，但它是一种“可治、可控”的疾病。大多数患者在规范治疗下能够维持稳定生活。平时您可以在具有重症肌无力诊疗能力的中心进行规律随访，以避免被网络上或其他渠道的错误信息误导。与医生充分沟通，掌握病情变化规律和应对方法，能有效减少对疾病未知的恐惧，增强战胜疾病的勇气。

（2）**接纳现实，建立合理期望**：面对疾病带来的种种限制，学会接受并适应它们，您可以不用追求“完全正常”。在现有能力范围内合理安排生活，设定一些切实可行的小目标，并在实现这些目标的过程中逐步重建自信。每一个小小的进步都是对自己的一次肯定，每一次成功都为未来带来了更多的希望。

（3）**主动寻求支持**：您无需独自承受所有压力，与家人坦诚交流感受，让他们理解您的处境，给予您温暖的陪伴和支持。加入病友组织，与那些有着相似经历的人分享经验和故事，这不仅能显著减轻孤独感，还能从中获得共鸣和实用建议。在这个充满关爱的社区里，您会发现自己并不孤单，有许多人愿意倾听，与您一同前行。

（4）**尝试放松训练与正念练习：** 深呼吸、冥想、八段锦或是聆听舒缓的音乐，这些都是非常有效的缓解紧张情绪的方法。它们可以帮助您在繁忙的生活中找到一片宁静的港湾，让身心得到充分的休息和恢复。当您感到疲惫或焦虑时，不妨花几分钟时间做一次深呼吸，或者闭上眼睛，沉浸在一段优美的旋律中，感受内心的平静与安宁。

如果您发现自己长时间处于情绪低落的状态，失去了对生活的兴趣，甚至出现了睡眠和食欲的变化，请不要犹豫，及时寻求心理医生或心理咨询师的专业帮助。他们可以通过心理干预或药物治疗，帮助您走出阴霾，重拾生活的乐趣。

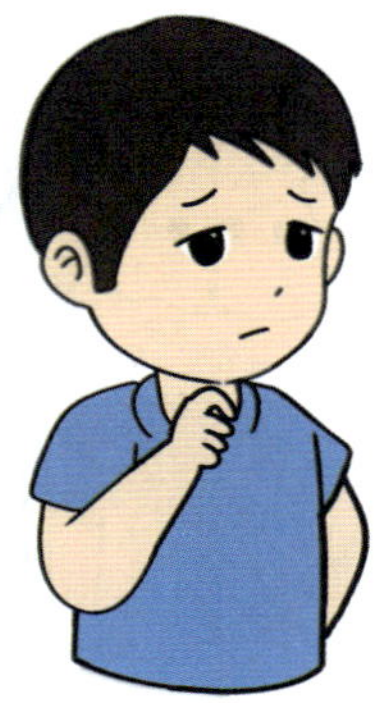

心理调整是一个渐进的过程。通过科学认知、情感支持、自我调节和专业帮助，您可以逐渐建立起积极、平和的心态，以更从容的态度面对疾病，拥抱充满希望和爱的生活。

（许雅芳）

2. 重症肌无力患者会反复焦虑和担忧吗？

重症肌无力患者容易出现反复的焦虑和担忧，这是一种非常自然且常见的心理反应。这些焦虑和担忧并不是您“想不开”或“意志薄弱”的表现，而是疾病与心理相互作用的结果。

反复焦虑和担忧的情绪波动主要源于重症肌无力的特殊性：症状具有波动性和不可预测性，如眼睑下垂、复视、吞咽困难、四肢无力等可能在一天内或不同阶段反复出现或加重。这些变化不仅影响患者的日常生活，还让他们时刻担心病情突然恶化、出现呼吸困难、药物副作用、治疗效果不佳等问题。此外，由于外貌改变和行动受限，许多患者还会忧虑这会影响到他们的工作、社交活动以及家庭生活。这些现实问题容易引发对未来的不确定感和失控感,从而导致持续的焦虑和反复的担忧。

治疗药物本身也可能对情绪产生影响。一些药物可能导致情绪不稳、易激惹或焦虑加重。长期患病带来的生活节奏改变、社会角色弱化,以及对他人依赖的增加,也会加剧心理负担。您可能会发现自己变得过度关注身体的变化,频繁观察症状、反复查阅医学信息,甚至对轻微的不适也感到极度紧张。这些行为不仅影响了睡眠质量,还可能干扰日常生活的正常运转。若长期得不到有效的疏导和支持,这些焦虑情绪有可能发展成为临床焦虑症或抑郁症,带来更大的痛苦。

为了更好地应对这些情绪,您可以通过正确认识疾病、建立稳定的治疗方案、获得家人和社会的支持、参与病友交流、必要时寻求心理咨询或干预等方式进行心理调节。

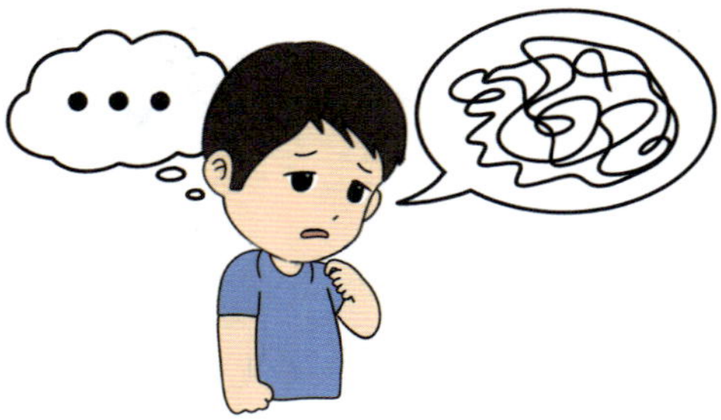

心理健康与身体治疗同等重要。通过科学的认知、情感的支持、自我调节和专业帮助,每一个人都可以逐渐建立起积极、平和的心态。

（许雅芳）

3. 病情影响正常社交和承担家庭责任,该如何应对?

当重症肌无力的病情影响到正常社交和承担家庭责任时,患者常会感到内疚、焦虑或自我价值感降低。这种情绪是疾病带来的真实挑战,但绝不代表您价值的减少。请您相信,生活的方式可以改变,但爱与价值不会因此消失。通过积极的调整与支持,您完全可以重新找到属于自己的生活节奏,在新的角色中继续做自己。以下是一些值得尝试的应对策略和调整方向,希望能为您照亮前行的道路。

（1）**坦诚沟通是打开心门的第一步**:不要独自背负所有的压力。主动与家人、朋友分享您的身体状况、能力边界和内心感受,让他们真正理解:您不是不愿参与,而是需要量力而行;您不是退缩,而是以另一种方式在坚持。

当亲人了解您的真实处境时，误解会消散，取而代之的是理解、分担与更多的陪伴。这份来自家人的支持，是您重建信心最坚实的力量。

（2）**重新定义“责任”，让爱以不同方式流动：**在家庭中，角色分工可以灵活调整。体力有限时，不必强求自己完成所有家务，这并非“失职”。您可以转而承担力所能及的任务，比如管理家庭财务、辅导孩子功课、参与家庭重大决策，或是用温暖的话语和耐心的倾听，成为家人情绪的港湾。即使行动受限，您的智慧、经验与情感支持，同样是家庭不可或缺的支柱。一个温暖的笑容、一次贴心的问候、一段安静的陪伴，都是无声却深沉的贡献。

（3）**社交中找回连接，不必追求完美：**社交的意义，不在于形式的完整，而在于心与心的靠近。不必因行动不便或外貌变化而完全退缩。您可以选择低强度、短时间的社交方式：邀请亲友来家中喝茶叙旧，参加线上兴趣小组或病友交流会，在舒适的环境中重拾人际温暖。这些小小的连接，如同涓涓细流，终将汇成支持您前行的力量。

（4）**用热爱点亮价值，让生命继续发光：**您依然可以是那个有才华、有温度的人。无论是绘画、写作、园艺，还是志愿服务、分享抗病经历、为新病友提供建议，都是您发挥所长、实现社会价值的方式。您的故事，或许能给他人带去希望；您的经验，或许能帮助他人少走弯路。

（5）**当情绪难以独自承载时，请勇敢寻求专业帮助：**最后，必要时请您及时寻求心理咨询或家庭辅导，帮助您处理情绪困境。如果内疚、焦虑或失落感持续困扰您，影响睡眠与生活，不必独自硬撑。心理咨询师或家庭辅导师可以为您提供专业的倾听与支持，帮助您梳理情绪，重建自我认同。

重症肌无力患者面对社交与家庭角色的改变，需要“调整而非放弃”。通过沟通、协作与自我接纳，您依然可以在新的生活节奏中找到属于自己的位置，继续成为家庭和社会中有价值的一员。您不只是“患者”这一个标签，您是家庭的灯塔，是朋友的知己，是生命故事的讲述者。而这一切，从未因疾病而改变。

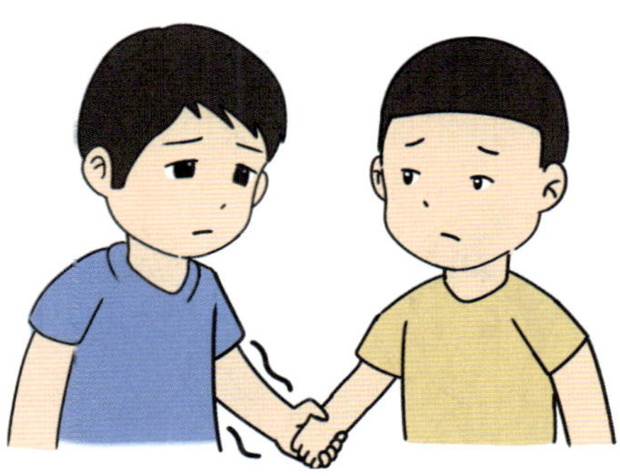

（许雅芳）

4. 重症肌无力患者应该如何与家人朋友更好地沟通?

重症肌无力患者与家人朋友建立良好的沟通,不仅是获得支持的关键,更是让爱流动、让误解消除的桥梁。

您可以选择合适的时机和方式,主动向家人朋友介绍疾病的基本情况,向他们描述身体正在经历什么,比如您可以讲“这是一种神经和肌肉之间信号传递出问题的慢性病,它不会一直严重,也不会一直轻松,而是会波动。我今天可能还能自己吃饭,明天就可能需要休息一整天,它像潮水,有涨有落。但是用药控制后,大概率可以控制平稳”。可以描述您在生活中遇到的实际困难比如眼睑下垂、吞咽困难、四肢无力等。比如“有时候我看东西会有重影,看不清东西,不是我不专心,而是眼睛的肌肉比较劳累”“我吃饭慢不是挑食物或者不专心,而是怕呛到”“我走几步就要坐下来,不是偷懒,是腿真的抬不起来没有力气”。通过这些沟通可以帮助他们建立起对疾病的认知。

在表达感受时,您可以明确表达需求而非抱怨,多尝试用“我”开头的句子,如“我今天用药后眼睑能抬起来了,感觉轻松一些,谢谢你们一直提醒我服药”。还有,“我刚才走了一段路,现在腿很沉,像灌了铅一样,我现在需要坐下来休息”。这样的表达不是抱怨,而是分享,能让对方更容易共情,也更清楚该如何帮您。相反,如果表达“你们从不理解我”这样的指责,即使出于委屈,也可能让关心您的人感到无助甚至退缩。

您还可以邀请家人参与到疾病管理中来,比如一起学习用药时间、了解饮食注意事项,或共同参加病友活动等。这样能增强他们的参与感和责任感。对于过度担忧或过度保护的亲人,可以温和地说明:“我需要你们的支持,但也希望我能保持一定的独立性”。

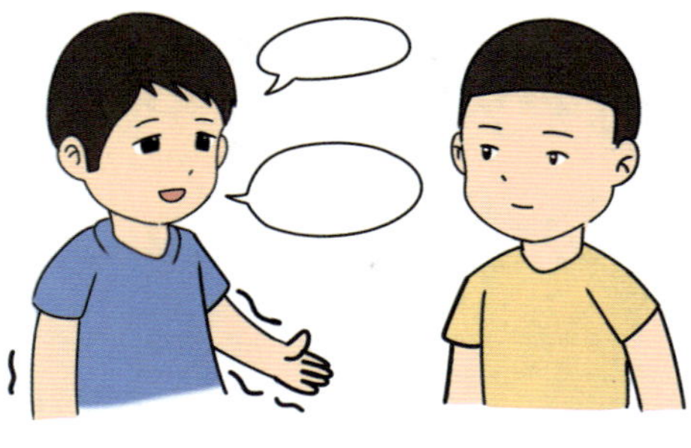

良好的沟通不是一次性的任务,而是一段持续的对话。建议您保持开放的态度。定期和家人、朋友分享病情变化和进展,让他们看到治疗的成效和您的努力。通过真诚交流,家人朋友才能真正“看见”您的处境，从旁观者变为同行者，共同面对疾病的挑战。

（许雅芳）

5. 是否有针对重症肌无力患者的心理疏导服务?

目前已有针对重症肌无力患者的心理疏导服务，虽然尚未完全普及，但随着大众对罕见病关注的日益增加，相关支持体系会逐步建立并完善。

一些国内的公益组织和医疗机构已开始提供面向重症肌无力患者的心理支持服务，开展包括心理陪伴、情绪疏导、病友互助小组在内的综合性支持项目。由具有专业资质的社会工作者和心理咨询背景的团队成员，通过线上咨询、个案辅导、团体分享会等形式，帮助患者缓解焦虑、抑郁等情绪问题，提升心理韧性。

部分大型三甲医院的神经科或康复科也逐渐引入“医社结合”或“多学科协作”模式，在诊疗过程中联合心理医生或临床心理师，为有需要的患者提供心理评估与干预。一些在线医疗平台也提供在线心理咨询服务，患者可便捷地寻求专业帮助。

定期举办的线上、线下病友交流活动、公益讲座和心灵成长工作坊，也为患者提供了情感倾诉和相互鼓励的空间。

建议患者主动关注相关组织的官方平台，积极参与其组织的心理支持项目。若出现持续情绪低落、失眠、兴趣减退等情况，应及时寻求专业心理咨询师或精神科医生的帮助，必要时进行规范的心理治疗或药物干预。心理疏导不是“软弱”的表现，而是疾病管理中不可或缺的一环。

（许雅芳）

6. 重症肌无力可能伴随终身，患者如何做好长期的思想准备?

重症肌无力是一种可能伴随终身的慢性疾病，做好长期的思想准备，是实现稳定管理、保持生活质量的关键。这并非意味着要接受“被疾病定义”的人生，而是要学会与之共处，在变化中寻找生活的平衡。

要做好长期的思想准备，先要建立科学的认知。了解重症肌无力“可治、可控、可管理”的特点，明白通过规范治疗和良好自我管理，大多数患者可以维持较稳定的状态。要避免被“绝症”“残疾”等错误标签所困扰，用理性取代恐惧。

接纳现实，调整生活节奏。在疾病的波动中寻找生活的平衡是进行疾病长期管理的关键。承认疾病带来的部分限制，不必强求“像以前一样”，而是学会量力而行。将生活重心从“追求速度”转向“注重质量”，合理安排作息，避免过度疲劳，把健康管理融入日常，形成可持续的生活方式。

为做好长期的思想准备，您需要建立支持系统。主动与家人沟通，获得情感与日常生活支持；加入病友组织，参与线上、线下交流，从与他人的交互中汲取力量。同路人之间的理解与鼓励，更能极大缓解孤独，增强应对疾病的信心。

保持生活的目标感与意义感。即使身体受限，您仍可通过兴趣爱好、家庭角色、知识分享或志愿服务等方式实现自我价值。设定阶段性小目标，如坚持每日记录症状、完成一次轻松出行、参与一次线上讲座等，逐步重建对生活的掌控感。

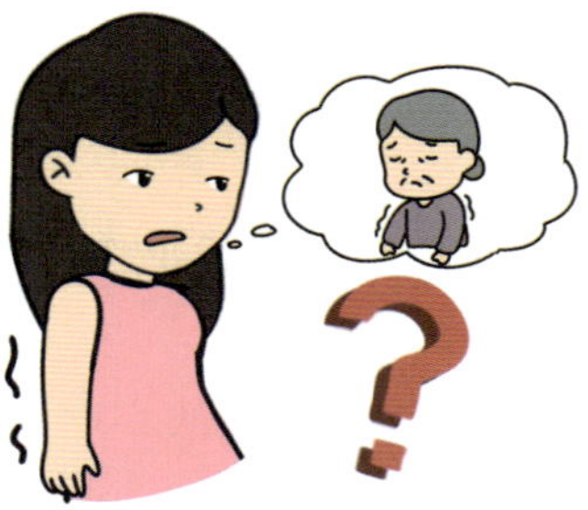

定期进行心理调适，必要时寻求专业心理咨询，帮助处理长期患病带来的情绪波动。思想准备不是一蹴而就的，而是一个持续调整的过程。通过不断学习、适应和成长，您可以建立起坚韧的心态，在与疾病的长期共处中，活出充实而有意义的人生。

（许雅芳）

7. 重症肌无力患者如何进行正念练习？

重症肌无力患者可以通过正念干预来进行有效的情绪管理。利用正念原理对疾病进行的干预，其起源有多种说法，目前已形成具有明确操作定义和科学方法的心理训练技术。形成具有明确操作定义和科学方法的心理训练技术。大量研究和实践表明，正念干预在生理调节和心理调适方面均具有积极影响，目前已广泛应用于预防抑郁症复发、孕产期心理支持、慢性病管理等多个领域。正念干预有多种形式，这里主要为您介绍躯体扫描、呼吸注意训练和正念行走训练。

（1）**躯体扫描**是一种以身体感觉为观察对象的正念练习。练习时，按照从头到脚或从脚到头的顺序，逐一觉察身体各部位的感受。无论是否感受到明显感觉，或体会到的是舒适、麻木还是不适，都不进行评判，只是温和地“觉察”。若出现分心，无需自责，只需将分心本身视为练习的一部分，并把注意力重新带回身体部位即可。练习姿势可选择仰卧、坐姿或站姿，建议初学者以仰卧为主。选择一个安静、舒适、不易被打扰的环境，闭上眼睛，放松全身。拉上窗帘，调暗光线，并播放轻柔舒缓的背景音乐，有助于更快进入专注状态。每次练习时间约为 30 分钟，建议固定时间规律练习，效果更佳。

（2）**呼吸注意训练**可采用坐姿或卧姿进行，核心是将注意力集中于自然呼吸的过程，细致感受气息进出鼻腔、胸腹起伏的流动感。练习中难免出现走神或思绪纷飞，这是正常现象，无需担忧。一旦觉察到注意力偏离，只需将其带回呼吸即可。呼吸注意训练有助于提升专注力，减少杂念干扰，缓解焦虑、紧张等负面情绪。其优势在于灵活便捷——无时间限制，可随时随地进行，既可单独练习，也可作为身体扫描冥想前的准备环节，帮助安定心神。

（3）**正念行走训练**是一种将行走过程作为“觉察对象”的动态正念练习，旨在引导练习者将注意力从过度思考中转移出来，更多地感知身体动作与周围环境。练习时，将注意力集中在脚掌，感受抬脚、迈步、落脚时脚底与地面接触的细微变化。可尝试让步伐与呼吸同步：吸气时提脚，呼气时落脚，建立身心协调的节奏。正念行走既可在专门时段缓慢进行，细细体会每一步的感觉；也可融入日常生活，如在走廊、阳台或公园散步时保持“觉知”。对姿势无特殊要求，关键是保持舒适、稳定、脚踏实地的状态。为避免因长时间行走引发疲劳，建议您每次练习时间控制在 20 分钟左右。

正念训练并不能直接改善重症肌无力的肌肉无力症状，其作用在于帮助患者更好地接纳自身状态，增强情绪调节能力，缓解长期患病带来的心理压力。然而，个别练习者在初期可能出现短暂的焦虑、情绪波动或身体不适，因此建议根据自身的身心状态灵活调整练习频率与强度，选择最适合自己的方式。如有严重情绪困扰，应及时寻求专业心理支持。坚持练习，正念可能成为您应对疾病挑战、达到内在平和的重要助力。

（许雅芳）

参考文献

[1] 中华医学会神经病学分会神经免疫学组. 中国重症肌无力诊断和治疗指南(2025版)[J]. 中华神经科杂志, 2025, 58(7): 721-741.

[2] 赵重波, 许雅芳, 等. 重症肌无力患者完全生活手册[M]. 上海: 上海科学技术文献出版社, 2024.

[3] 李志军, 罗苏珊, 岳耀先, 等. FcRn 拮抗剂治疗成人全身型重症肌无力临床应用的专家建议(2024)[J]. 中国临床神经科学, 2025(1): 1-9.

[4] 中华医学会神经病学分会护理协作组, 许雅芳, 薄琳, 等. 成人全身型重症肌无力患者全病程护理专家共识(2024)[J]. 中国临床神经科学, 2024, 32(5): 577-586.

[5] 盛昭园, 沈洁, 董云, 等. 重症肌无力中西医结合全程管理模式专家共识[J]. 上海中医药杂志, 2024, 58(1): 55-61.

[6] 况时祥, 况耀鋆. 重症肌无力中西医结合分型分期论治探讨[J]. 中国中医急症, 2019, 28(11): 1993-1997.

[7] 中国医师协会肿瘤多学科诊疗专业委员会. 中国胸腺上皮肿瘤临床诊疗指南(2021版)[J]. 中华肿瘤杂志, 2021(4): 395-404.

[8] GILHUS N E, TZARTOS S, EVOLI A, et al. Myasthenia gravis[J]. Nat Rev Dis Primers, 2019, 5(1): 30.

[9] LAI C, TSENG H. Nationwide population-based epidemiological study of myasthenia gravis in taiwan[J]. Neuroepidemiology, 2010, 35(1): 66-71.

[10] CHEN J, TIAN D C, ZHANG C, et al. Incidence, mortality, and economic burden of myasthenia gravis in China: A nationwide population-based study[J]. Lancet Reg Health West Pac, 2020, 5: 100063.

[11] HUANG Y, TAN Y, SHI J, et al. Patients With Myasthenia Gravis With Acute Onset of Dyspnea: Predictors of Progression to Myasthenic Crisis and Prognosis[J]. Front Neurol, 2021, 12: 767961.

[12] SHI J, HUAN X, ZHOU L, et al. Comorbid Autoimmune Diseases in Patients With Myasthenia Gravis: A Retrospective Cross-Sectional Study of a Chinese Cohort [J]. Front Neurol, 2021, 12: 790941.

[13] CLAYTOR B, CHO S M, LI Y B. Myasthenic crisis [J]. Muscle Nerve, 2023, 68 (1): 8-19.

[14] BI Z, ZHAN J, ZHANG Q, et al. Clinical and immune-related factors associated with exacerbation in adults with well-controlled generalized myasthenia gravis [J]. Front Immunol, 2023, 14: 1177249.

[15] STATHOPOULOS P, KUMAR A, NOWAK R J, et al. Autoantibody-producing plasmablasts after B cell depletion identified in muscle-specific kinase myasthenia gravis [J]. JCI Insight, 2017, 2 (17): e94263.

[16] LI Y, PENG Y, YANG H. Serological diagnosis of myasthenia gravis and its clinical significance [J]. Ann Transl Med, 2023, 11 (7): 290.

[17] MORREN J A, LI Y. Myasthenia gravis: Frequently asked questions [J]. Cleve Clin J Med, 2023, 90 (2): 103-113.

[18] LING C, SHEN M, WANG Y, et al. The associations of HLA-DRB1 gene polymorphisms with late-onset myasthenia gravis: a meta-analysis [J]. Neurol Sci, 2020, 41 (5): 1041-1049.

[19] CAVALCANTE P, SERAFINI B, ROSICARELLI B, et al. Epstein-Barr virus persistence and reactivation in myasthenia gravis thymus [J]. Ann Neurol, 2010, 67 (6): 726-738.

[20] SAFA H, JOHNSON D H, TRINH V A, et al. Immune checkpoint inhibitor related myasthenia gravis: single center experience and systematic review of the literature [J]. J Immunother Cancer, 2019, 7 (1): 319.

[21] FALSO S, ZARA P, MARINI S, et al. Seasonal variation in myasthenia gravis incidence [J]. J Neuroimmunol, 2025, 399: 578524.

[22] ZHOU R, LI T J, TIAN K Y, et al. Exploration the effect of air pollution on the incidence of myasthenia gravis: An empirical study from Chengdu [J]. Atmospheric Pollution Research, 2025, 16 (5): 102477.

[23] WIENDL H, ABICHT A, CHAN A, et al. Guideline for the management of myasthenic syndromes [J]. Ther Adv Neurol Disord, 2023, 16: 17562864231213240.

[24] MONTERO-HERRADóN S, GARCíA-CECA J, ZAPATA A G. Thymus Ontogeny and Development [J]. Adv Exp Med Biol, 2025, 1471: 21-49.

[25] MELZER N, RUCK T, FUHR P, et al. Clinical features, pathogenesis, and treatment of myasthenia gravis: a supplement to the Guidelines of the German Neurological Society [J]. J Neurol, 2016, 263 (8): 1473-1494.

[26] GILHUS N E, NACU A, ANDERSEN J B, et al. Myasthenia gravis and risks for

comorbidity[J]. Eur J Neurol, 2015, 22(1): 17-23.

[27] MAO Z, YANG L, MO X, et al. Frequency of autoimmune diseases in myasthenia gravis: a systematic review[J]. Int J Neurosci, 2011, 121(3): 121-129.

[28] HELLMANN M A, STEINER I, MERMELSTEIN M, et al. Familial myasthenia gravis: characterization of an Israeli cohort and systematic review of the literature[J]. J Neurol, 2025, 272(8): 498-506.

[29] CHIA R, SAEZ-ATIENZAR S, MURPHY N, et al. Identification of genetic risk loci and prioritization of genes and pathways for myasthenia gravis: a genome-wide association study[J]. Proc Natl Acad Sci U S A, 2022, 119(5): e2108672119.

[30] GROB D, BRUNNER N, NAMBA T, et al. Lifetime course of myasthenia gravis[J]. Muscle Nerve, 2008, 37(2): 141-149.

[31] ZHONG H, ZHAO C, LUO S. HLA in myasthenia gravis: From superficial correlation to underlying mechanism[J]. Autoimmun Rev, 2019, 18(9): 102349.

[32] LEOPARDI V, CHANG Y, PHAM A, et al. A Systematic Review of the Potential Implication of Infectious Agents in Myasthenia Gravis[J]. Front Neurol, 2021, 12: 618021.

[33] RODRIGUES C L, FREITAS H C, LIMA P R O, et al. Myasthenia gravis exacerbation and myasthenic crisis associated with COVID-19: case series and literature review[J]. Neurol Sci, 2022, 43(4): 2271-2276.

[34] SU T, YIN X, REN J, et al. Causal relationship between gut microbiota and myasthenia gravis: a bidirectional mendelian randomization study[J]. Cell Biosci, 2023, 13(1): 204.

[35] NEUMANN B, ANGSTWURM K, MERGENTHALER P, et al. Myasthenic crisis demanding mechanical ventilation: A multicenter analysis of 250 cases[J]. Neurology, 2020, 94(3): e299-e313.

[36] GUMMI R R, KUKULKA N A, DEROCHE C B, et al. Factors associated with acute exacerbations of myasthenia gravis[J]. Muscle Nerve, 2019, 60(6): 693-699.

[37] LEKER R R, KARNI A, ABRAMSKY O. Exacerbation of myasthenia gravis during the menstrual period[J]. J Neurol Sci, 1998, 156(1): 107-111.

[38] ALFARO-PAREDES K, AGUILAR-YDIÁQUEZ C, AGUIRRE-FLORES R, et al. Myasthenia gravis and pregnancy: impact and approach[J]. Rev Neurol, 2022, 75(5): 117-122.

[39] MUPPIDI S, SILVESTRI N J, TAN R, et al. Utilization of MG-ADL in myasthenia gravis clinical research and care[J]. Muscle Nerve, 2022, 65(6): 630-639.

[40] BURNS T M, GROUSE C K, WOLFE G I, et al. The MG-QOL15 for following the health-related quality of life of patients with myasthenia gravis[J]. Muscle Nerve, 2011, 43(1):

14-18.

[41] BURNS T M, CONAWAY M, SANDERS D B, et al. The MG Composite: A valid and reliable outcome measure for myasthenia gravis[J]. Neurology, 2010, 74(18): 1434-1440.

[42] SHARSHAR T, CHEVRET S, MAZIGHI M, et al. Validity and reliability of two muscle strength scores commonly used as endpoints in assessing treatment of myasthenia gravis [J]. J Neurol, 2000, 247(4): 286-290.

[43] MANTEGAZZA R, BONANNO S, CAMERA G, et al. Current and emerging therapies for the treatment of myasthenia gravis[J]. Neuropsychiatr Dis Treat, 2011, 7: 151-160.

[44] TIAN D, QIN C, DONG M, et al. B cell lineage reconstitution underlies CAR-T cell therapeutic efficacy in patients with refractory myasthenia gravis[J]. EMBO Mol Med, 2024, 16(4): 966-987.

[45] GRANIT V, BENATAR M, KURTOGLU M, et al. Safety and clinical activity of autologous RNA chimeric antigen receptor T-cell therapy in myasthenia gravis (MG-001): a prospective, multicentre, open-label, non-randomised phase 1b/2a study[J]. Lancet Neurol, 2023, 22(7): 578-590.

[46] OH S, KHANI-HABIBABADI F, O'CONNOR K C, et al. Composition and function of AChR chimeric autoantibody receptor T cells for antigen-specific B cell depletion in myasthenia gravis[J]. ScienceAdvances, 2025, 11(9): eadt0795.

[47] NARAYANASWAMI P, SANDERS D B, WOLFE G, et al. International Consensus Guidance for Management of Myasthenia Gravis: 2020 Update[J]. Neurology, 2021, 96 (3): 114-122.

[48] EVOLI A, ANTONINI G, ANTOZZI C, et al. Italian recommendations for the diagnosis and treatment of myasthenia gravis[J]. Neurol Sci, 2019, 40(6): 1111-1124.

[49] EVOLI A, BIANCHI M R, RISO R, et al. Response to therapy in myasthenia gravis with anti-MuSK antibodies[J]. Ann N Y Acad Sci, 2008, 1132: 76-83.

[50] MORREN J, LI Y. Myasthenia gravis with muscle-specific tyrosine kinase antibodies: A narrative review[J]. Muscle Nerve, 2018, 58(3): 344-358.

[51] FARMAKIDIS C, PASNOOR M, DIMACHKIE M M, et al. Treatment of Myasthenia Gravis[J]. Neurol Clin, 2018, 36(2): 311-337.

[52] BLICHFELDT-LAURIDSEN L, HANSEN B D. Anesthesia and myasthenia gravis[J]. Acta Anaesthesiol Scand, 2012, 56(1): 17-22.

[53] SU M, LIU X, WANG L, et al. Risk factors for pregnancy-related clinical outcome in myasthenia gravis: a systemic review and meta-analysis[J]. Orphanet J Rare Dis, 2022, 17(1): 52.

附 录

重症肌无力治疗中常用的专业术语解释

1. 重症肌无力的发病机制

（1）**重症肌无力**：一种获得性神经肌肉接头传递障碍的自身免疫性疾病。

（2）**自身免疫性**：指重症肌无力患者的免疫系统错误地产生了攻击“神经肌肉接头”的“自身抗体”，阻碍了正常信号传递。

（3）**自身抗体**：在重症肌无力中，指患者体内会攻击人体正常结构的物质，主要包括乙酰胆碱受体（AChR）抗体和肌肉特异性酪氨酸激酶（MuSK）抗体、低密度脂蛋白受体相关蛋白4（LRP4）抗体。

（4）**神经肌肉接头**：大脑通过“神经”指挥“肌肉”的运动，“神经肌肉接头”位于神经和肌肉之间，相当于神经和肌肉之间的“适配器”。

（5）**乙酰胆碱（ACh）**：在正常情况下，大脑发出的运动指令通过神经传到肌肉时，神经末梢会释放乙酰胆碱。乙酰胆碱与神经肌肉接头上的乙酰胆碱受体结合后，会引发肌肉收缩。重症肌无力患者体内的自身抗体使得乙酰胆碱无法正常发挥作用，神经信号不能有效传递到肌肉，进而导致肌肉出现无力的症状。

（6）**乙酰胆碱受体（AChR）**：位于肌肉表面，负责传递神经对肌肉收缩的指令。

（7）**乙酰胆碱受体抗体（AChR抗体）**：重症肌无力最为常见的抗体，在80%~90%的患者体内都可检测到。AChR抗体会错误地结合到AChR上，一方面直接破坏AChR，另一方面引发免疫反应攻击肌肉组织，导致神经信号无法正常传递，肌肉就不能正常收缩，进而出现肌无力症状。

（8）**肌肉特异性酪氨酸激酶（MuSK）**：负责帮助乙酰胆碱受体在神经肌肉接头处正常分布和聚集，让乙酰胆碱受体正常发挥作用。

（9）**肌肉特异性受体酪氨酸激酶抗体（MuSK 抗体）**：一种重症肌无力自身抗体，可见于 1%~10% 的重症肌无力患者中。MuSK 抗体会阻止 MuSK 发挥正常作用，导致乙酰胆碱受体不能正常聚集，同样会使神经信号传递出现异常，出现肌无力的症状。

（10）**低密度脂蛋白受体相关蛋白 4 抗体（LRP4 抗体）**：一种重症肌无力自身抗体，在大约 5% 的患者体内可以检测到。可以抑制 MuSK 激活和 AChR 聚集。

（11）**胸腺**：人体重要的免疫器官，位于胸骨后方。胸腺瘤是一种起源于胸腺的纵隔肿瘤。

（12）**人类白细胞抗原（HLA）基因**：与重症肌无力的发病存在关联，如果患者携带特定 HLA 基因型，患者体内免疫系统识别自身组织的能力可能会下降。

2. 重症肌无力的疾病特征

（1）**波动性 /“晨轻暮重”**：重症肌无力的核心表现，指的是波动性的肌肉无力，也就是活动后明显加重，休息后又会好转。或表现为早上症状较轻，傍晚时症状加重。

（2）**危象前状态**：重症肌无力患者在短期内（≤2 周）出现延髓肌相关症状（如吞咽、说话、咀嚼困难等）或呼吸肌相关症状明显进展。

（3）**肌无力危象**：当呼吸肌严重受累时，患者出现呼吸困难、气短、胸闷等症状，严重时可导致呼吸衰竭。

（4）**胸腺切除术后危象**：胸腺切除术后的常见并发症，可于术后立即发生，或可延迟至术后 1 个月内出现。

3. 重症肌无力的临床分类与亚型

（1）**眼肌型重症肌无力**：患者的症状局限于眼外肌，如眼皮下垂、看东西有重影等，没有其他肌肉无力的症状。

（2）**AchR 抗体阳性全身型重症肌无力**：患者除了眼肌症状外，还有其他肌肉无力的症状，如四肢乏力、呼吸困难、喝水呛咳。约 85% 重症肌无力患者为全身型重症肌无力。

1）**胸腺瘤相关重症肌无力（TAMG）**：重症肌无力患者同时患有胸腺瘤。

2）**早发型全身型重症肌无力**：在没有胸腺瘤的重症肌无力患者中，在患者体内可以检测到 AChR 抗体，发病年龄在 50 岁之前。

3）**晚发型全身型重症肌无力**：在没有胸腺瘤的重症肌无力患者中，在患者体内可以检测到 AChR 抗体，发病年龄在 50 岁之后。

（3）**MuSK- 重症肌无力**：在没有胸腺瘤的重症肌无力患者中，在患者体内可以检测到 MuSK 抗体。

（4）**LRP4- 重症肌无力**：在没有胸腺瘤的重症肌无力患者中，在患者体内可以检测到 LRP4 抗体。

（5）**抗体阴性重症肌无力**：在没有胸腺瘤的重症肌无力患者中，在患者体内检测不到 AChR、MuSK 及 LRP4 抗体。

（6）**难治性重症肌无力**：10%~20% 的重症肌无力患者对常规免疫治疗药物反应欠佳，不能耐受药物不良反应或有使用禁忌证，或病情易反复，需要定期给予补救治疗，难以达到治疗目标。

（7）**药物诱导型重症肌无力**：如 D- 青霉胺等药物可诱发重症肌无力类似症状，停药后通常可缓解。

4. 重症肌无力的常见合并症

（1）**甲状腺疾病**：甲状腺相关的疾病，与重症肌无力相关的甲状腺疾病主要包括毒性弥漫性甲状腺肿（Graves 病）、桥本甲状腺炎等，其共同特征是甲状腺内存在淋巴细胞的浸润以及血液中存在甲状腺自身抗体。

（2）**系统性红斑狼疮**：一种系统性自身免疫性疾病，症状多种多样，主要表现为皮疹、肾脏损害、血液系统损害、雷诺现象（手指溃疡或遇冷后先变白后变紫）、神经系统损害等。

（3）**类风湿性关节炎**：一种慢性、全身性自身免疫性疾病，以对称性四肢关节肿痛、僵硬、活动受限等为主要表现。

5. 重症肌无力的检查

（1）**新斯的明试验**：新斯的明是一种药物，能够增加神经肌肉接头处的乙酰胆碱，使得重症肌无力的症状好转。如果注射新斯的明后，肌肉力量得到改善，例如眼皮从不能抬起变为能抬起，代表试验阳性，说明有可能患上了重症肌无力。

（2）**电生理检查**：包括低频重复神经刺激和单纤维肌电图。使用电极向神经发送电信号，观察肌肉能否正常接收信号并产生反应，从而辅助诊断重症肌无力。

（3）**血清抗体检测**：主要检查的自身抗体是乙酰胆碱受体抗体和肌肉特异性酪氨酸激酶抗体。

（4）**胸腺影像学检查**：胸腺计算机体层摄影（CT）和磁共振成像（MRI）可用于发现胸腺增生和胸腺瘤，能帮助医生区分重症肌无力的类型，并决策是否需要进行胸腺切除手术。

（5）**冰袋试验**：利用重症肌无力有受热加重、受冷减轻的特点而对疑似重症肌无力患者所做的一种检查。先在患者平视时测量眼裂大小，然后用纱布包裹住冰袋，敷于眼皮下垂的眼睛 2 分钟，此后迅速测量冰敷后的眼裂大小，如增加 2mm 以上则视为阳性。

6. 重症肌无力的评估工具

（1）**美国重症肌无力基金会（MGFA）临床分型**：是国际通用的疾病分类方法，用于对病情严重程度进行分类，将患者分为不同等级。

（2）**重症肌无力日常生活活动能力量表（MG-ADL）**：用于评估日常活动能力，通过评估眼皮下垂、吞咽困难、说话不清、肢体无力等 12 项具体症状，来量化疾病对日常生活的影响。分数越低，代表症状越轻。

（3）**定量重症肌无力量表（QMG）**：与 MG-ADL 的作用类似，但评估更为复杂，通常需要医生一起进行评估。

（4）**重症肌无力生活质量 15 项量表（MG-QOL15）**：用于评估患者生活质量，确定患者对症状改善和治疗的满意度，包括心理健康和社会功能相关项目，评价患者行为能力、症状、情绪幸福感和生活满意度，得分越高代表生活质量越差。

（5）**重症肌无力复合量表（MGC）**：由 Burns 等人提出，完成时间少于 5 分钟，需结合体格检查与病史。

（6）**肌无力肌肉量表（MMS）**：由 Gajdos 等人研制，与其他量表相比缺少呼吸肌相关评估内容。

（7）**重症肌无力绝对 / 相对评分法（ARS-MG）**：由我国许贤豪教授设计，于 1997 年发表，分为绝对评分和相对评分两部分，相对评分通过公式计算得出。

7. 重症肌无力的治疗药物或手术

（1）**胆碱酯酶抑制剂**，指溴吡斯的明等，可缓解、改善绝大部分重症肌无力患者的临床症状，适用于重症肌无力的基础对症治疗。

（2）**糖皮质激素**：目前仍是重症肌无力治疗的一线用药，可使70%~80%的重症肌无力患者症状得到改善，主要包括醋酸泼尼松和甲泼尼龙。

（3）**免疫抑制剂**

1）**硫唑嘌呤**：可抑制细胞合成和复制，从而抑制淋巴细胞增殖，多与糖皮质激素联合使用，有助于全身型和眼肌型重症肌无力患者激素减量及防止疾病复发。

2）**他克莫司**：作用机制与环孢素相似，属于钙调神经磷酸酶抑制剂，通过抑制T细胞活化，阻断白细胞介素-2（IL-2）的产生而发挥免疫抑制作用。

3）**吗替麦考酚酯**：可选择性抑制淋巴细胞增殖，抑制免疫反应。

4）**环孢素**：可通过干扰钙调神经磷酸酶信号，抑制促炎细胞因子分泌，从而发挥免疫抑制作用。

5）**甲氨蝶呤**：可干扰DNA合成，阻止T细胞、B细胞增殖并诱导细胞凋亡。

6）**环磷酰胺**：一种细胞毒性药物，可改善全身型重症肌无力患者的临床症状，帮助逐渐降低糖皮质激素的用量。

（4）**FcRn拮抗剂**

1）**罗泽利昔珠单抗**：靶向FcRn的人源化免疫球蛋白G（IgG）4单克隆抗体。适用于AChR抗体阳性或MuSK抗体阳性的全身型重症肌无力成人患者。

2）**艾加莫德**：人IgG1衍生的Fc片段，可与IgG竞争性结合FcRn，从而阻断IgG再循环，促进致病性IgG的清除。适用于AChR抗体阳性的全身型重症肌无力成人患者。

（5）**补体抑制剂**

1）**泽卢克布仑钠**：由15个氨基酸组成的大环肽，具有双重作用机制，既可通过与补体成分5（C5）结合，抑制末端补体级联反应的激活，又可有效地阻断膜攻击复合物的形成。适用于AChR抗体阳性全身型重症肌无力的成人患者。

2）**依库珠单抗**：靶向补体C5的人源化单克隆抗体，通过高亲和力特异性结合人类末端补体蛋白C5，阻断C5裂解成C5a和C5b，从而有效抑制C5a诱导的促炎细胞趋化性和C5b诱导的膜攻击复合物的形成。适用于AChR抗体阳性难治性全身型重症肌无力成人患者。

3）**瑞利珠单抗**：靶向补体C5的人源化单克隆抗体，其作用机制与依库珠单抗类似。适用于 AChR 抗体阳性全身型重症肌无力的成人患者。

（6）**靶向 B 细胞治疗**

1）**利妥昔单抗**：人鼠嵌合抗白细胞分化抗原 20（CD20）单克隆抗体，可特异性与前 B 细胞和成熟 B 细胞膜 CD20 结合，导致短暂的 B 细胞耗竭。适用于治疗新发重症肌无力、难治性 AChR 抗体阳性全身型重症肌无力及 MuSK 抗体阳性全身型重症肌无力。

2）**泰它西普**：靶向 B 淋巴细胞刺激因子和增殖诱导配体的抑制剂。

（7）**静脉注射免疫球蛋白（IVIg）**：可通过中和自身抗体、抑制 FcRn、促进抗体清除、抑制补体沉积等机制发挥作用。适用于重症肌无力急性期、危象前状态及肌无力危象的治疗，可快速、有效改善患者症状。

（8）**血浆置换**：可通过机器将患者血液中的细胞成分和血浆分离，从而清除血浆中的致病性抗体、免疫复合物及细胞因子，调节机体免疫环境。主要用于病情快速进展、危及生命的情况，如肌无力危象、胸腺切除术前和围手术期治疗等，可快速缓解病情。

（9）**免疫吸附**：一种血液净化技术，使用与人免疫球蛋白具有高亲和力的吸附剂，通过特异性结合机制选择性清除血液中的促炎因子及降低免疫球蛋白水平。通常适用于难治性、全身性、重度、危象前状态或危象的重症肌无力患者，尤其是 MuSK 抗体阳性的重症肌无力患者，可快速缓解病情。

（10）**胸腺切除手术**：是治疗重症肌无力的有效方式，尤其是对于合并胸腺瘤的患者，早期手术可改善预后。

1）**电视胸腔镜手术（VATS）**：目前应用较广。医生通过在患者胸部做微小切口，插入摄像头，在高清屏幕的引导下完成胸腺的切除，适用于大多数胸腺增生或小型胸腺瘤患者。

2）**机器人辅助胸腺切除术**：近年来发展起来的先进技术。医生在控制台上操控机械臂进行操作，特别适合在狭小的纵隔空间内进行复杂分离操作。虽然费用相对较高，但其微创性和精准性可以为患者带来更好的术后体验。

（11）**嵌合抗原受体 T 细胞免疫治疗（CAR-T）**：指通过改造患者自身的 T 细胞来治疗疾病。CAR-T 疗法在重症肌无力中的研究仍处于早期阶段，临床证据较为有限，但是已经展现出巨大的治疗潜力。

（12）**中医疗法**

1）**经方治疗**：例如采用补中益气汤、益气聪明汤等治疗重症肌无力。

2）**针灸治疗**：使用针刺和艾灸刺激特定穴位，从而治疗重症肌无力。

8. 重症肌无力的治疗药物相关副作用

（1）**胆碱能危象/毒蕈碱样副作用**：过量服用胆碱酯酶抑制剂（溴吡斯的明等），会引发胆碱能危象，出现肌肉痉挛、唾液分泌增多、流泪、肌肉无力、麻痹、肌肉震颤、腹泻及视物模糊等症状。

（2）**消化道症状**：指腹痛、腹胀、恶心、呕吐等。

（3）**库欣综合征**：糖皮质激素长期过量可能会引起库欣综合征，表现为腹部肥胖、“满月脸”、“水牛背”、高血压等。

（4）**低钾血症**：指血液中钾含量过低。

（5）**低镁血症**：指血液中镁含量过低。

（6）**向心性肥胖**：指以躯干和腹部肥胖为主，颈后部凸起、背部脂肪明显增厚的肥胖。

（7）**骨质疏松**：骨由骨细胞和骨基质组成，当骨基质流失时，就会引起骨质疏松。骨质疏松症是一种以骨量降低、骨组织微结构破坏为特征的全身性骨疾病，可引起患者骨强度下降和骨折风险提高。

（8）**股骨头坏死**：指股骨头血液供应中断或受损，导致股骨头结构改变、塌陷或关节功能障碍等。

（9）**白内障**：指晶状体变性和混浊，使之不透明，导致视力受到损伤。

（10）**青光眼**：指因高眼压导致视神经萎缩和视力受到损伤。

（11）**骨髓抑制**：非激素类免疫抑制剂常见的副作用，指白细胞减少或血小板减少等。

（12）**出血性膀胱炎**：环磷酰胺可能引起的副作用，指膀胱的急性或慢性损伤，导致膀胱广泛的炎症性出血。

（13）**注射部位反应**：指在注射药物后，注射部位出现的一系列局部症状，如红肿、疼痛、硬结、瘙痒等。

（14）**超敏反应**：身体对某些抗原刺激产生的异常免疫应答，导致正常生理功能紊乱或组织细胞损伤。

（15）**溶血性贫血**：静脉注射免疫球蛋白可能导致的副作用，指自身抗体吸附于红细胞表面，导致体内免疫系统攻击红细胞，红细胞破坏加速引起溶血反应。